心と体に寄り添う
薬膳オーガニック料理

心も身体も、食べるものでできています。
不調を感じたときに私が食べている料理のレシピを
ご紹介しましょう。

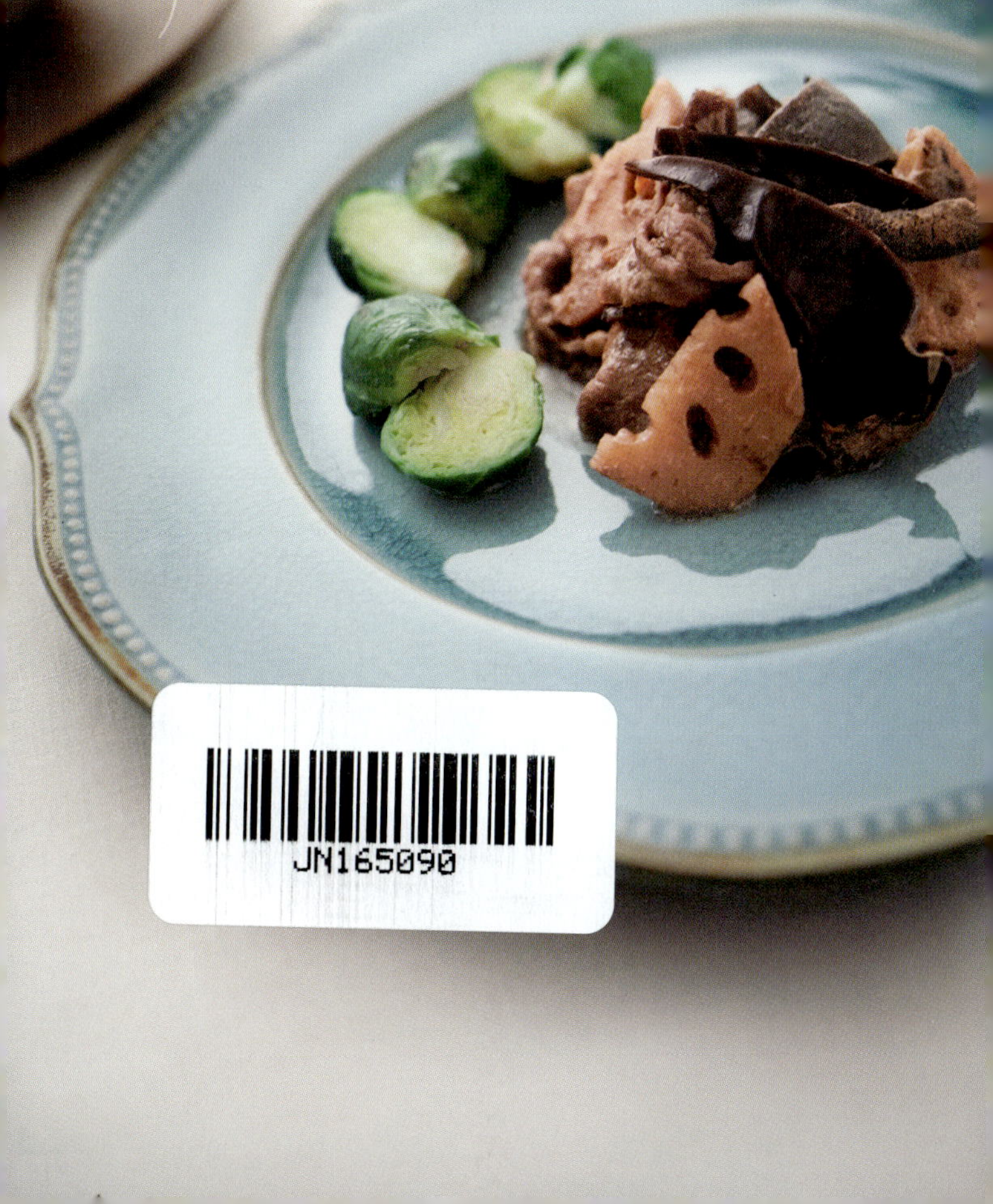

風邪を引いてしまったら…

風邪を引いてしまうと失われがちな気を補いましょう。
かぶは熱を取る働きのある平性《へいせい》で、
風邪で冷えてしまった内臓の気の巡りを緩和します。
タコは温性《おんせい》で、疲労回復効果のあるタウリンもたっぷり。
この2つの食材を合わせることで素晴らしい回復作用が生まれます。

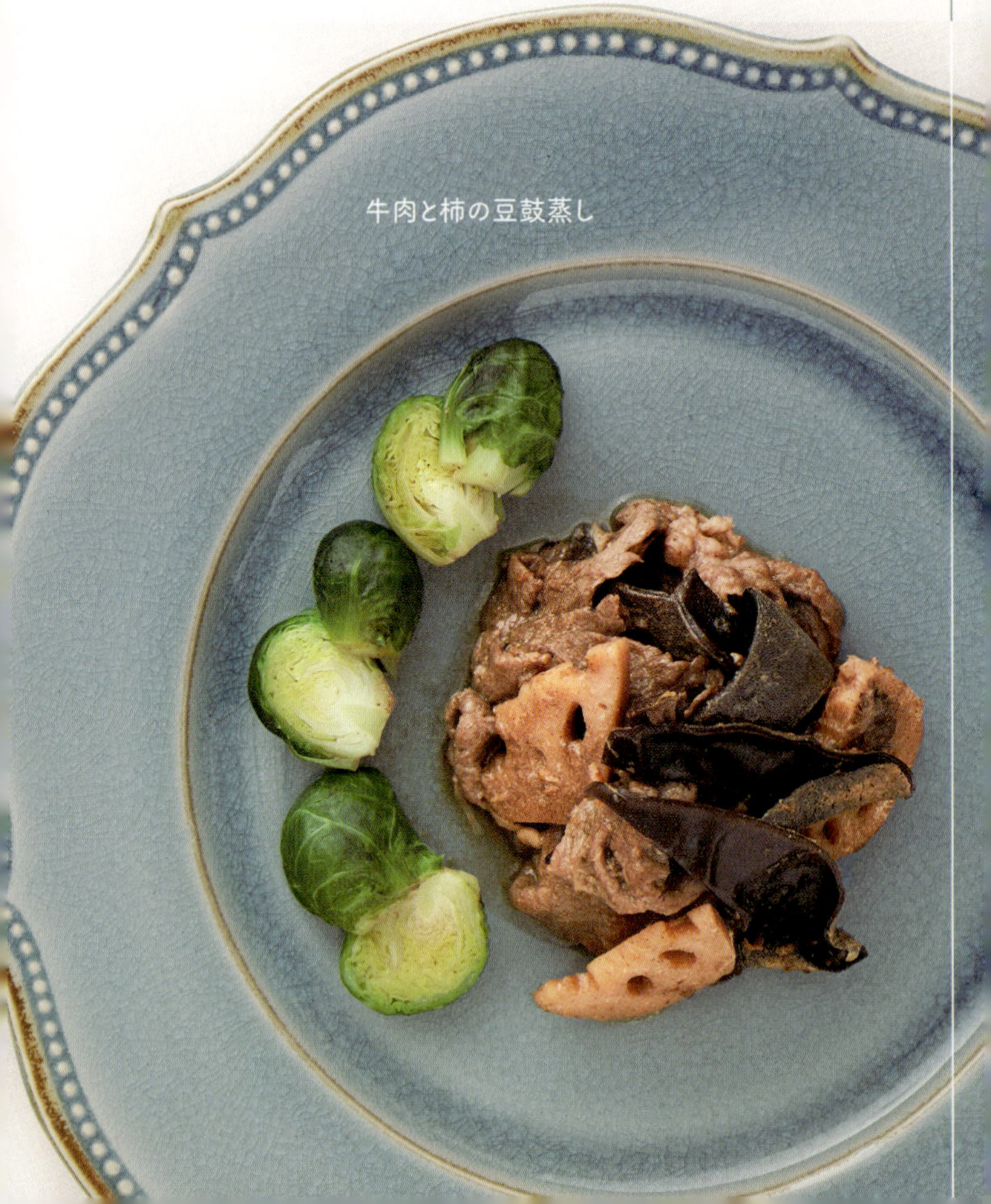

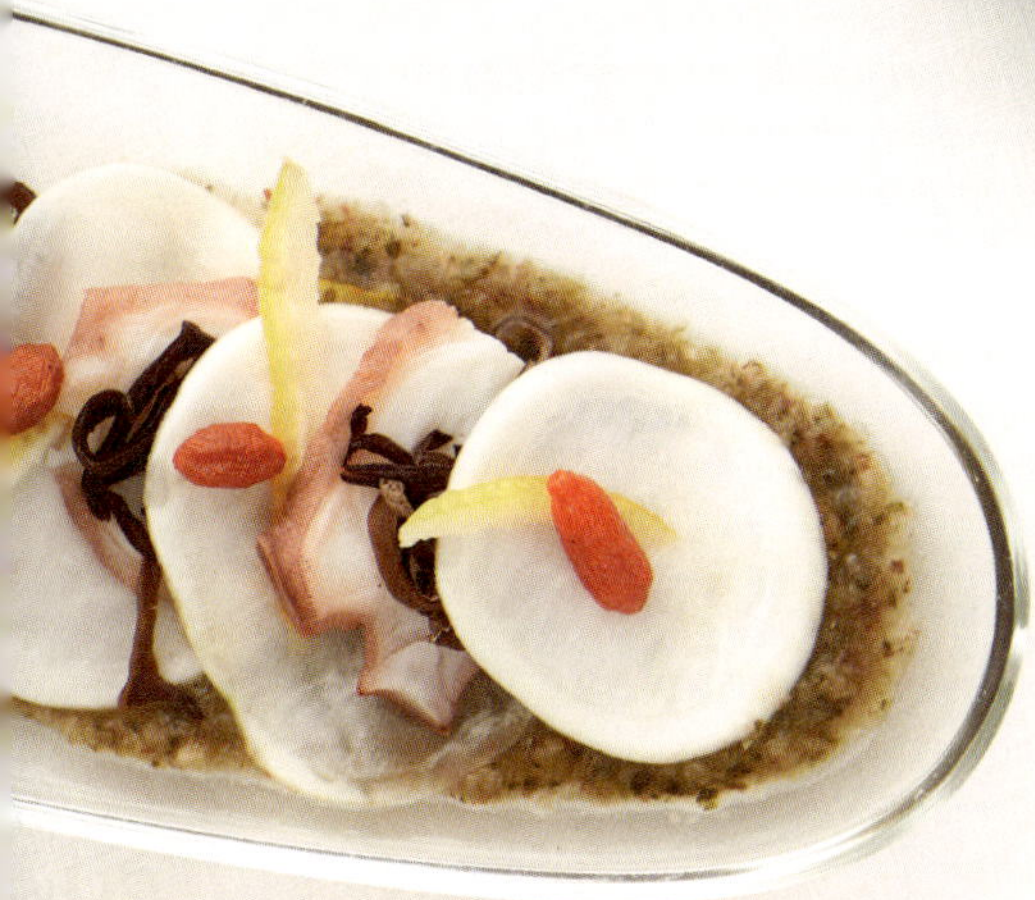

タコとかぶの
唾液分泌ピリッとサラダ

かにのスープ

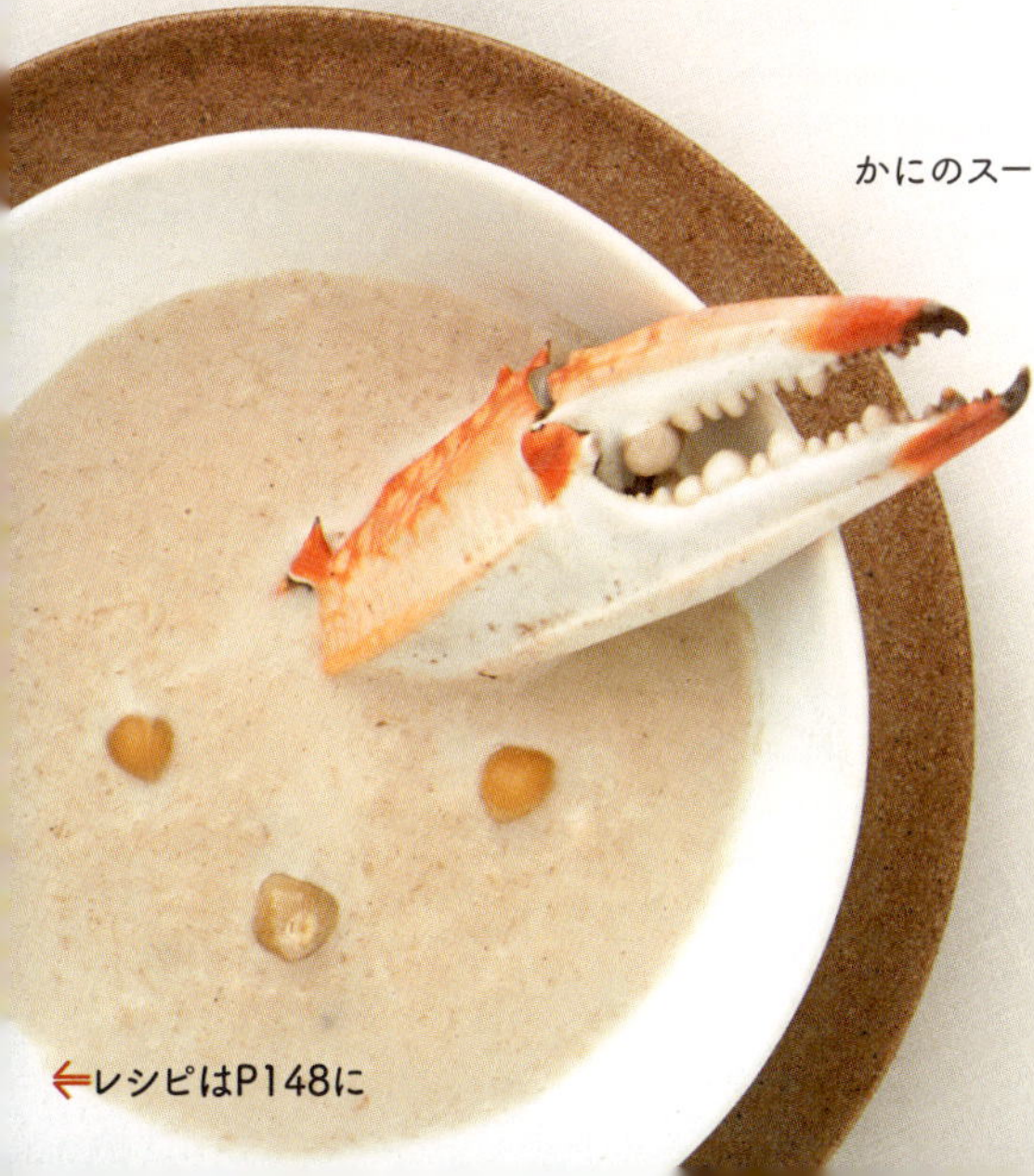

⇐レシピはP148に

腸の調子がよくないとき…

気の力が弱い人は胃腸が弱くて消化吸収機能が低下します。
そこで、畑の血と呼ばれるビーツの鉄、ビタミンB群、
ミネラルの組み合わせが血の巡りを良くして気を補い、
代謝力を上げて内臓を動かします。

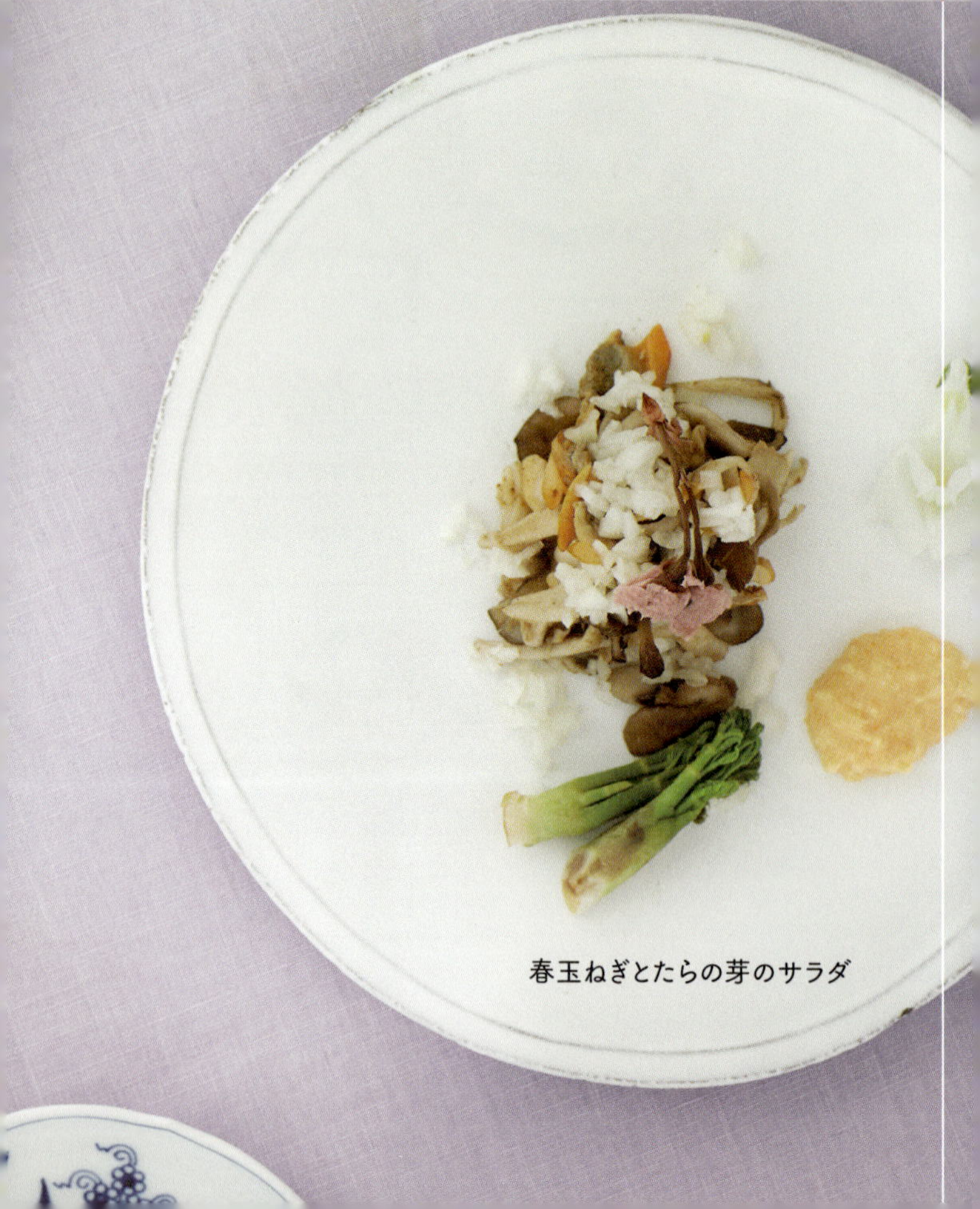

春玉ねぎとたらの芽のサラダ

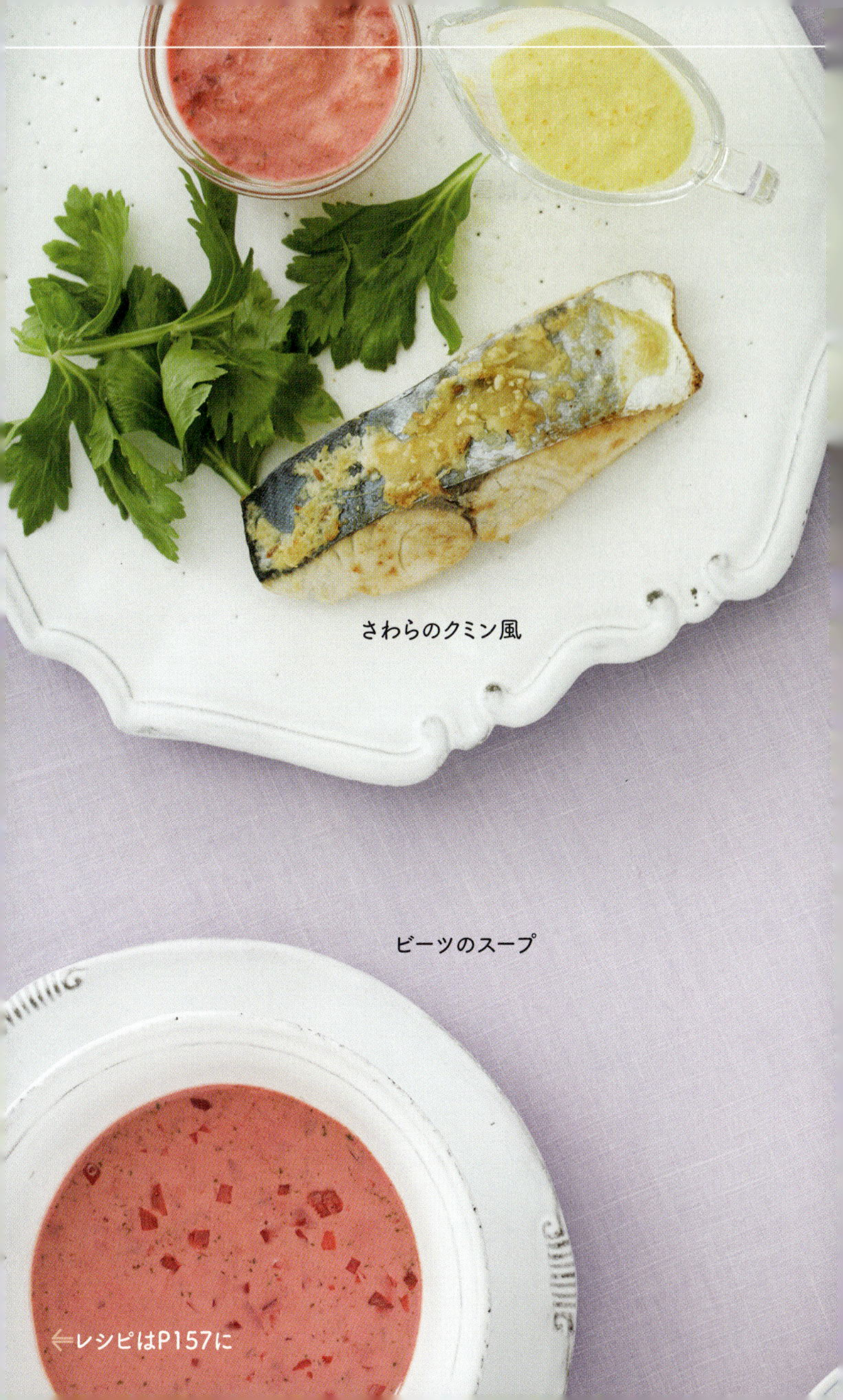

さわらのクミン風

ビーツのスープ

⇐レシピはP157に

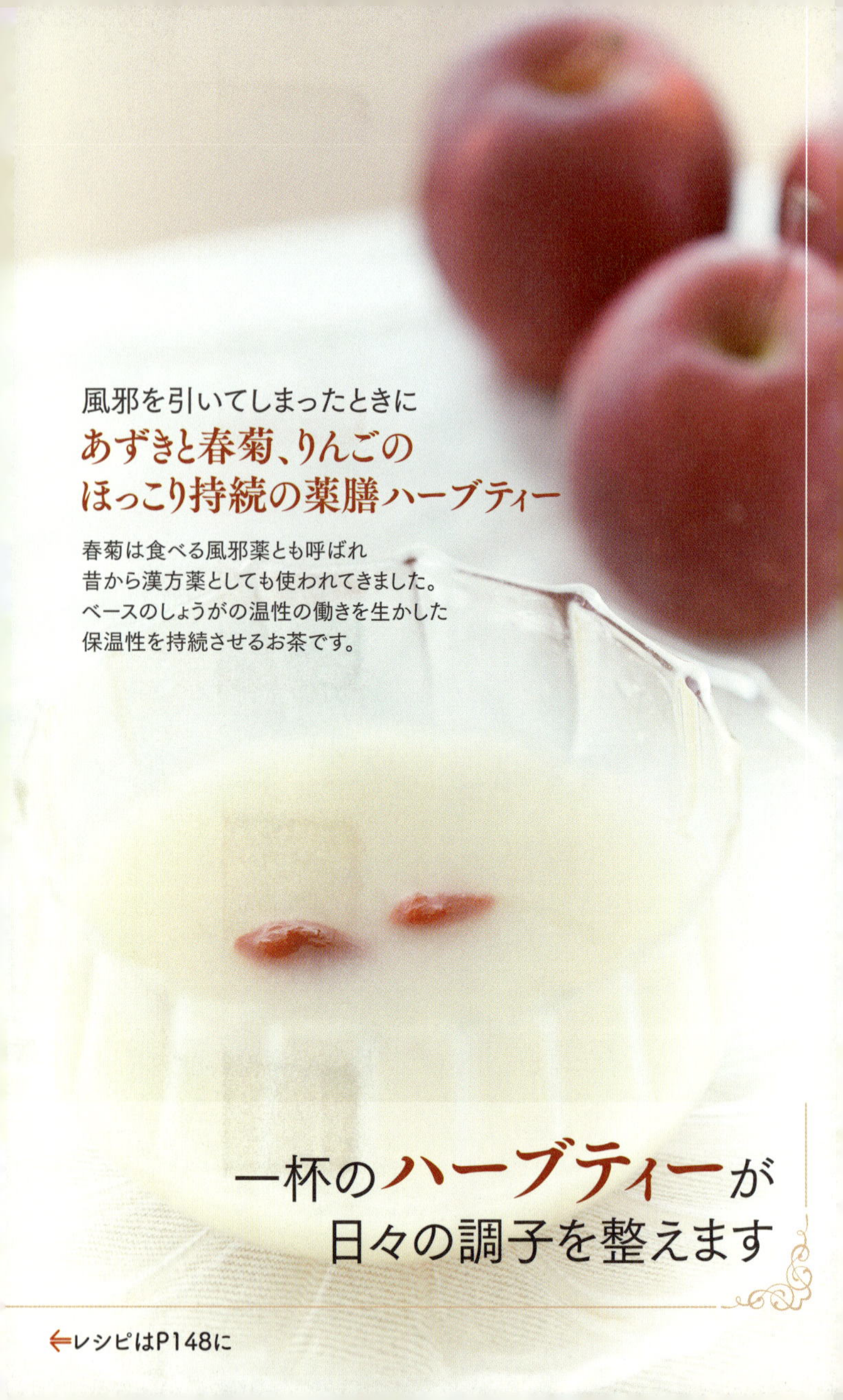

風邪を引いてしまったときに

あずきと春菊、りんごの
ほっこり持続の薬膳ハーブティー

春菊は食べる風邪薬とも呼ばれ
昔から漢方薬としても使われてきました。
ベースのしょうがの温性の働きを生かした
保温性を持続させるお茶です。

一杯のハーブティーが
日々の調子を整えます

←レシピはP148に

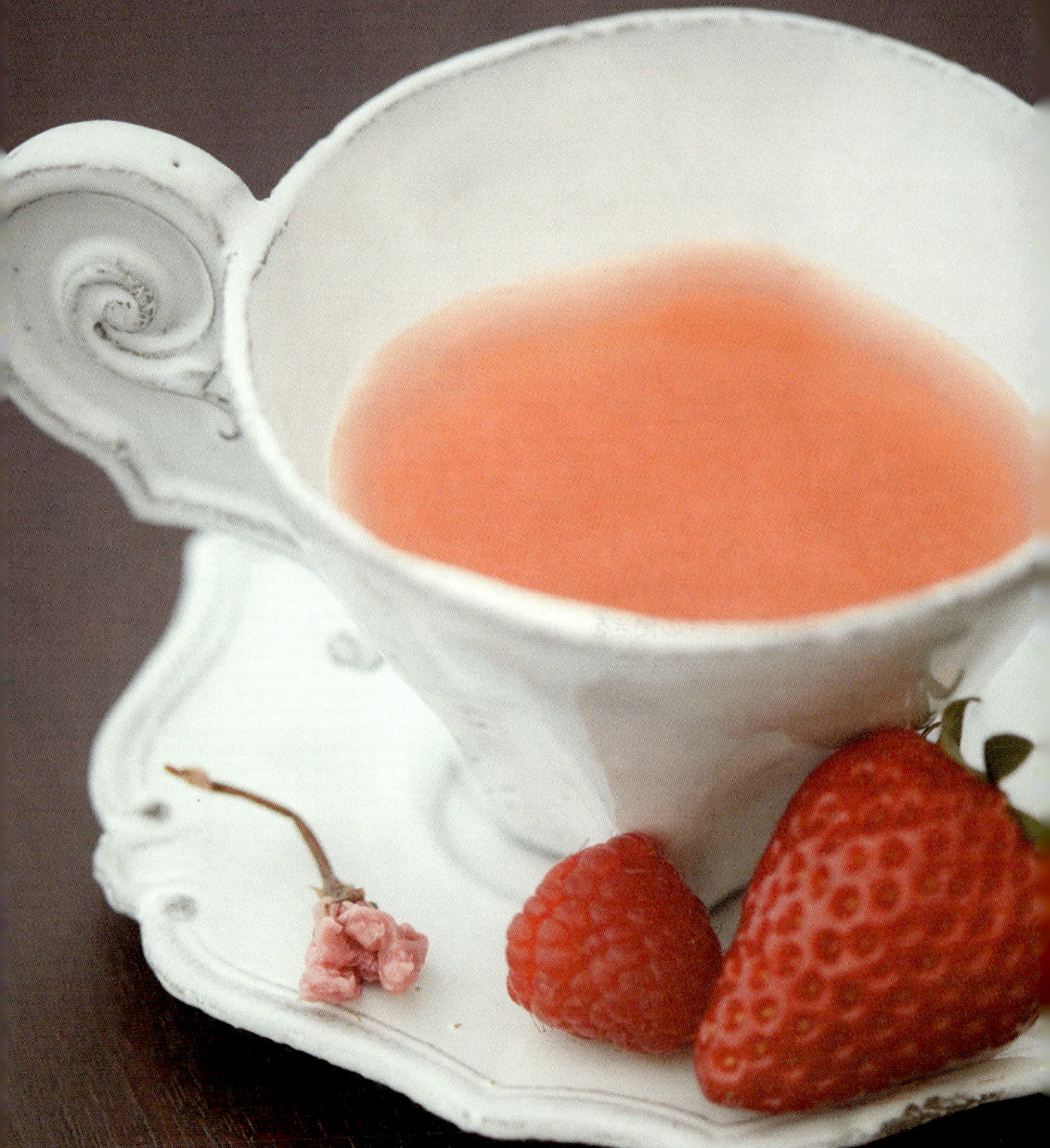

気の力が弱いときに

いちごとラズベリーの 赤い薬膳ハーブティー

ラズベリーは瘀血《おけつ》を取り除き気を巡らせます。
そこに、しそと桜の花の塩漬けの香り成分、
いちご、大根を組み合わせて。

⇐レシピはP157に

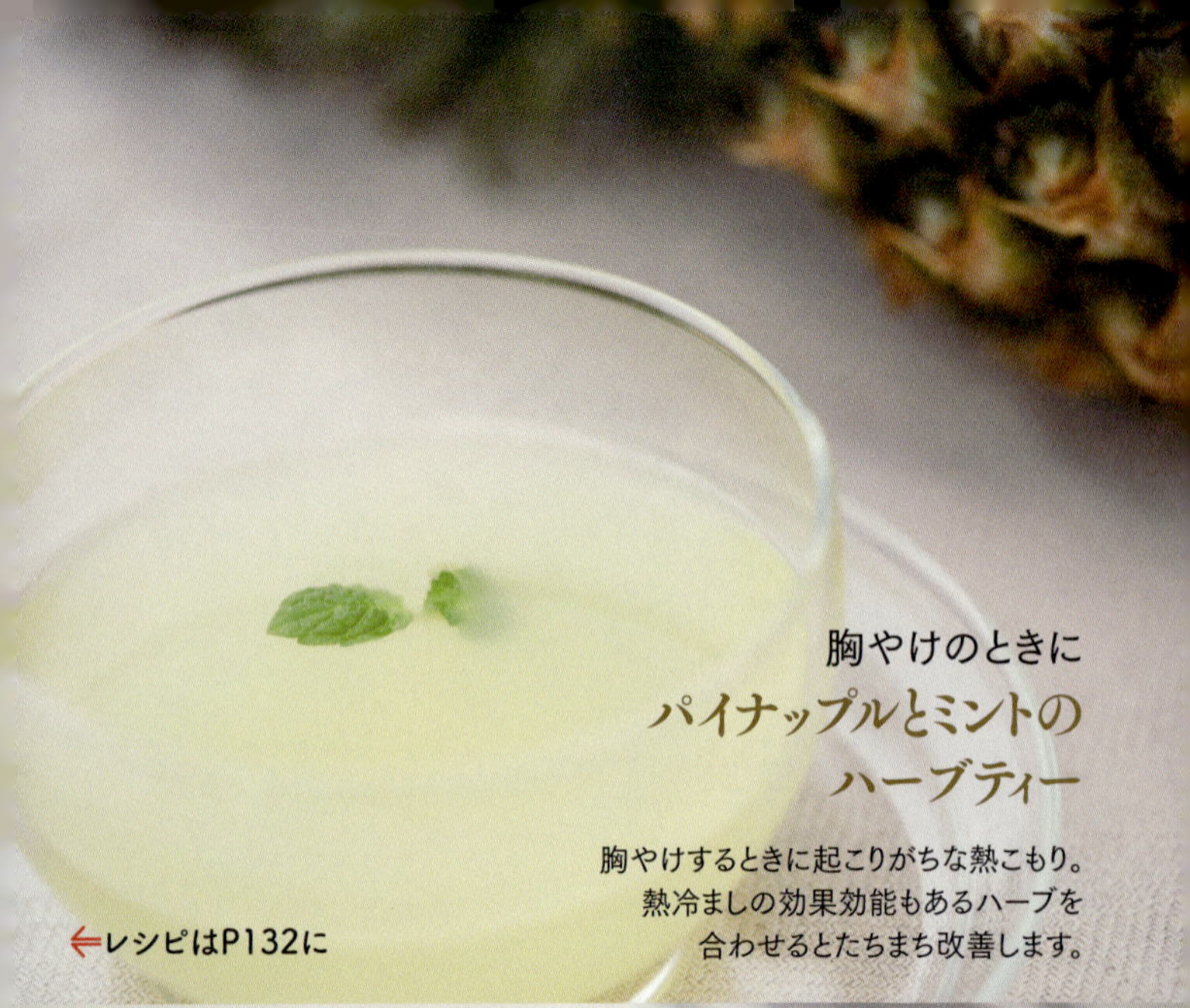

胸やけのときに

パイナップルとミントのハーブティー

胸やけするときに起こりがちな熱こもり。
熱冷ましの効果効能もあるハーブを
合わせるとたちまち改善します。

⇐レシピはP132に

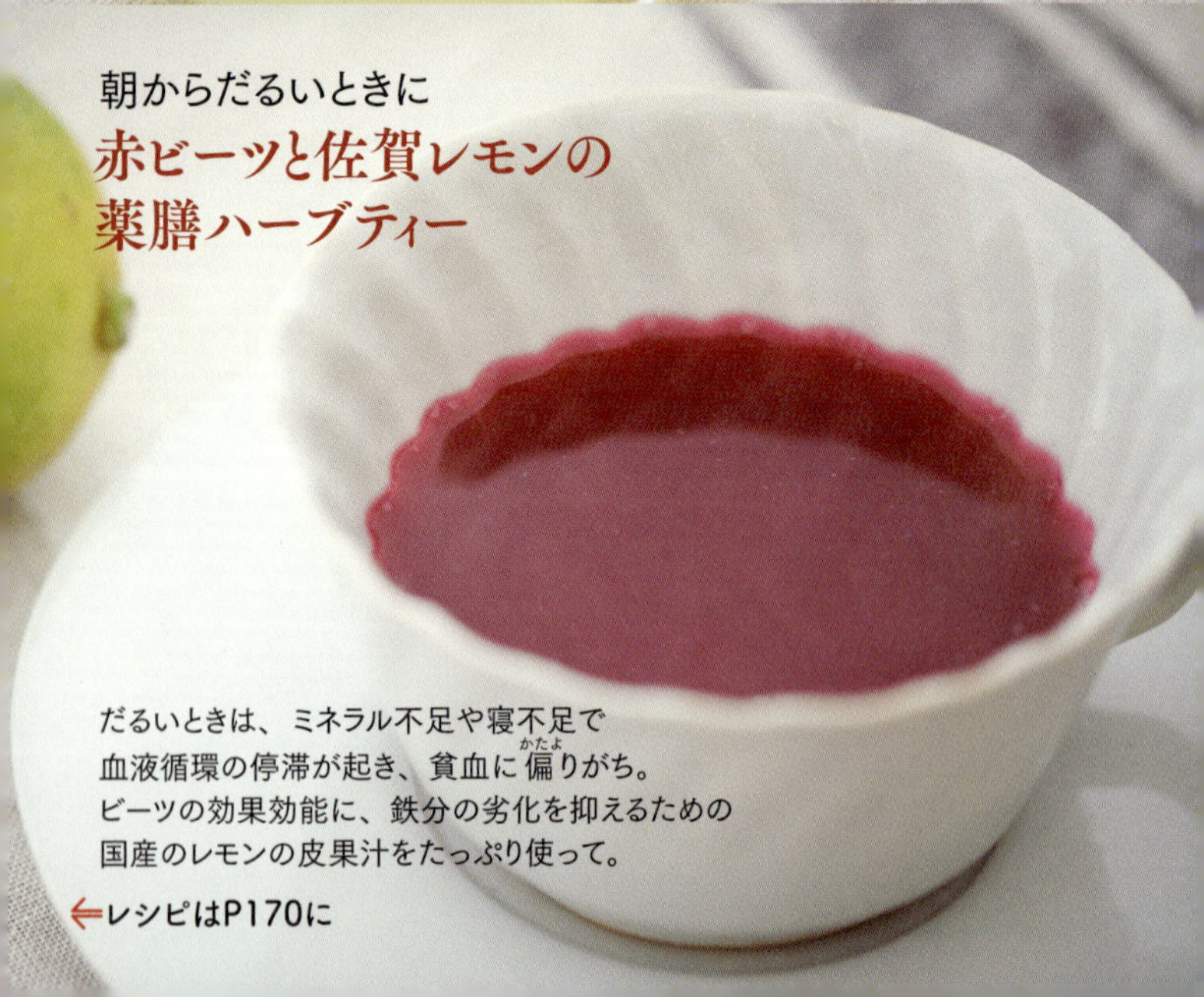

朝からだるいときに

赤ビーツと佐賀レモンの薬膳ハーブティー

だるいときは、ミネラル不足や寝不足で
血液循環の停滞が起き、貧血に偏《かたよ》りがち。
ビーツの効果効能に、鉄分の劣化を抑えるための
国産のレモンの皮果汁をたっぷり使って。

⇐レシピはP170に

余命3カ月のガンを克服した私が毎日食べているもの

再発させないためのレシピ50

高遠智子

はじめに

こんにちは。パーソナル薬膳料理研究家の高遠智子《たかとうともこ》です。

28歳で発病し、31歳で余命3カ月のガンを宣告されてから、18年が経ちました。

私自身の経験と学びを元に、それぞれの身体に寄り添うオーガニック薬膳料理教室を、現在は東京と関西、そしてオンラインで開催しています。

東京教室（四谷、鎌倉の教室を一本化して六本木に）と関西教室は対面で、オンライン教室は、体調の悪い方や多忙で教室へ来ることが困難な方、遠方に住んでいる方、時間が取れない方を対象に、パソコン上のFaceTimeやスカイプを通した画面上でのプライベートレッスンを行なっています。いずれもカウンセリング形式のディスカッションからオーダーレシピをご提案しています。

オーガニック薬膳料理とは、良質の素材を使い、フレンチの料理法と漢方的、薬膳的な理論を融合させ、さらに発酵食品など日本的な食材も取り入れたもの。すべて私のオリジナルレシピです。

ガンを克服したエピソードを書いた初めての著書『食べものだけで余命3か月のガンが消えた』（幻冬舎。現在は文庫『食べものだけで余命3カ月のガンに勝った』祥伝社）は、ありがたいことに、とても多くの方々から大きな反響をいただきました。そして、その実践編に当たる『余命3カ月のガンを克服した私が食べたもの』（祥伝社）も、おかげさまで出版から途切れることなく増刷を重ね、読者のみなさまからたくさんの感想をいただいております。

その中で特に多かったのが、日々の体の不調（病気ともいえない「未病」状態も含む）を食で整える方法、食でメンタルをケアする方法、ガンを克服したあと再発しない身体をどうやってつくってきたのかについて知りたいという声でした。

そこで、3冊目となる本書では、みなさまのご要望にお応えするために、ハーブティーや、私の薬膳料理の本髄であるブイヨン（だし汁）といった基本レシピを多くご紹介しながら、手をかけなくても作れる身体に寄り添う食のヒントをまとめてみました。

ガンを克服したとはいえ、私の身体は現在も修復中です。

自分の身体と向き合うために何をどのように食べてきたのか、そして現在、何をどのように食べて自分の身体と向き合っているのかについてお伝えします。

この小さな一冊が、みなさまがご自身の身体と向き合うヒントとなれば幸いです。

余命3カ月のガンを克服した私が毎日食べているもの

再発させないためのレシピ50

目次

1章

心も身体もつらいとき、簡単調理でこれだけは食べる

2章

ストレスや憂鬱、気力のなさ、イライラも食事で切り替える

四大元素と気質について

日本の伝統的な薬草の薬膳的効能

3章 胸やけや浅い眠り、だるさも食事でコントロール

4章

体を癒《いや》すオーガニック薬膳料理レシピ38

5章

暦をうまく使って未病を予防——二十四節気養生カレンダー

本書の中に出てくる病気治療の過程は、あくまでも著者本人の個人的体験です。
また、料理教室で行なっている料理デモンストレーションやレシピ提案は医療行為ではありません。

装丁／石川直美（カメガイ・デザイン・オフィス）
DTP／美創
写真／玉村啓太
テーブルコーディネイト／福岡邦子（kiii office）
ヘアメイク／北野由浩、佐久間美里
撮影協力／UTUWA
本文イラスト／須山奈津希

序章

余命3カ月のガンの身体が変わった、食べ物の力

身体に寄り添うレシピを2年続けて

ある生徒さんのお話から、始めましょう。

2015年の10月、余命わずかと告げられ、私の教室に通いはじめた男性がいます。その方は、ご自分の病状を淡々と受け入れつつも、緩和ケアと身体に寄り添う食事によって、ご自身の身体を持ち直したいお気持ちから、香川県から鎌倉教室へ来られました。

彼は、私と同じ年代の四十代、製薬メーカーで内勤業務をされていました。二十代で前立腺《ぜんりつせん》ガンを発症され、ガンと時に闘いながら、時には共存してきたのでしょう。何度か再発をしたとのことでした。

最初にいただいたお問い合わせメールには、

「肺に転移をしてしまい、厳しい余命宣告を受けた。空咳《からせき》はひどいし、身体のあちこちに疼痛《とうつう》があり、睡眠も取りづらい状況である。会社の配慮で在宅勤務をさせてもらっている。体調によっては参加できないこともあるが是非とも、食でなんとか持ち直したい――」

と綴《つづ》られていました。

鎌倉スタジオで彼と初めてお目にかかったとき、私は、正直かなり厳しい状況だという印象を持ちました。目は落ちくぼみ、口は乾燥し、顔は蒼白く、それほど寒くないのに厚着をされていました。実際、空咳がひどく、体温調節ができず、脳と腸もうまく連携をとれていない様子で、メンタル的にもネガティブになられているようでした。

彼の様子を拝見し、私は自分自身のことを顧《かえり》みていました。

ガンと共存し、その後ガンを克服したとはいえ、21年経った今でも正直、私はガン再発のリスクを考えない日はありません。私を必要としてくださる多くの生徒さんのためにレシピを考えることは、かけがえのない喜びではあるものの、時に頑張りすぎてしまうこともあります。睡眠時間が十分にとれないと、腫瘍熱《しゆようねつ》も頻繁《ひんぱん》に起きます。

この生徒さんの様子を拝見しながら、私は改めて、いつガンが再発して全身に広がるかもしれないという不安を自覚したのでした。

その方には、まず、体温を上げるための薬膳ハーブティーと、薬膳スープのもとになるブイヨン作りから始めようと考えました。

10月とはいえ、まだ日によっては汗ばむ時期にもかかわらず、洋服を着込んでいます。自己体温の調節変化を体感して身体の可能性を知ってもらうために、しょうが、コリアンダー、八角《はっかく》を使い、ミネラル補給をするよう身体に寄り添う塩で味付けをしました。

レシピが身体にしみていったのでしょう。試食していただくと、彼は1枚ずつ服を脱いでいかれました。

具合が悪いときほど、ご自分でハーブティーとブイヨンを作り、香りをよく嗅《か》いで飲んで、発汗機能を体感するようアドバイスをし、その他、粘膜を保護する里芋やなめこを多めにとること、咳を気にせず深い呼吸をすることをおすすめしました。

その生徒さんは、だいたい2カ月に一度の割合で、鎌倉教室へ来られました。その間、同じような病気を抱えている他の生徒さんが亡くなったのを知り、動揺された時期もありましたが、大方は淡々と過ごされているように見受けられました。

関西教室を開設した2016年10月からは、毎月関西のスタジオに通われ、身体に寄り添うレシピをドンドン吸収されていました。

そして関西教室に移ってから3カ月経った12月、彼に一つの変化がありました。その日はとても乾燥していたのに、教室で空咳をしないのです。本人は気づいていません。

私が「空咳が出なくなりましたね」と伝えると「あ！　そうですね」と、ご自分のその変化に驚かれていました。

自覚されると変化は早いものです。2017年の1月には顔色が良くなり、げっそりコケていた顔にも少し膨《ふく》らみが出てきました。

私は「あー命が繋《つな》げた！」と感じました。

これは自分の経験によるものですが、命が繋げたことを体感すると、日常生活にも変化が出るものです。言葉に出しませんでしたが、生徒さんの顔色や動きを見ていて、生徒さんが変換期に入ることを私は確信しました。変換期の波に乗れれば、きっと身体の細胞が活性して生まれ変われる、と。

ところが、3月に「しばらく教室に通えないかもしれない」というネガティブな連絡が来ました。お勤め先の在宅勤務就労期間が終了となり解雇勧告を受けたというのです。

2人に1人がガンになる時代とはいえ、まだまだ日本では、闘病中の人に対する就労規定が厳しく、ガンを発症しステージが重い人ほど、働きながら闘病することへの気力を失い、退職するケースが多いのが現状です。

私の場合は、術後、1カ月のうち2週間は抗ガン剤治療のために入院、あとの2週間は勤務という生活を続けることができました（退職したのは、生きる可能性を感じたからであり、あくまでも自分の意思によるものでした）。

最近になって、ある商社が「ガン患者の就労制度の見直しを図り、カウンセラーを配置して、闘病しながら、在宅勤務を充実させる」と発表しました。私がガンを発症してから21年の間にガン治療は目ざましく進化して、生存率も上がっています。今後は、ガンと共存しながらそれぞれが社会的な役割を果たしていく時代がくるでしょう。企業にはどうか就労規定の見直しをお願いしたいものです。

現在、その生徒さんは、調理をすることで心を整えているのでしょう。身体を治療するためのレシピを全部、ご自身で作るようになり、家族の方の食事の準備までされるようになりました。

昨年の夏は、ブルーベリー狩りにも出掛けられ、「こんなにも汗が出るのか」と驚くほどの代謝を実感されたということです。

モンマルトルのトマトの力から18年が経った

31歳の晩秋、余命3カ月の宣告を受けていた私は、フランス・ジヴェルニーにある画家モネの家を訪れていました。今世を終えた父や母と昇天後再会したときに、土産話をするためです。私を産んだ母は3歳のときに卵巣ガンで、父は18歳のときに肺ガンで他界しています。

最初の本に記したとおり、私は28歳で卵巣ガンを発症しました。手術を受け、抗ガン剤と放射線治療を続けましたが、ガンは転移し、3年後には、ついに肺に腫瘍が見つかりました。私は肺ガンで逝った父を見ていたので、「肺に転移したら治療をやめる」と決めていました。そして、自分の人生に最後の輝きを持たせよう……とパリに向かったのでした。すでにガンの闘病を終えており、ガンの疼痛による筋力低下で歩行は不能。車椅子に乗っての渡仏でした。

親日家だったモネの自慢の太鼓橋《たいこばし》、京都の四条河原《しじょうがわら》を彷彿《ほうふつ》させるしだれ柳の庭園、オマールエビの料理が大好きだった彼がパトロンらとともにランチやディナーを楽しんだダイニングルーム、数々の浮世絵のコレクション。

全身にだるさを覚え、肩を揺らさなければ呼吸ができない肺を両胸に抱え、目頭がなにかの虫にでも食べられているかのような痛みと異物感に耐えながら、しっかり瞼《まぶた》を広げて、これらを目に焼き付けようと、全身の力を振り絞って一部屋、一部屋じっくり観ていきました。

他の鑑賞者に車椅子が邪魔にならないようにアテンダントの人に支えてもらい、杖をつきながら回ったのですが、不思議と脊髄《せきずい》の痛みも無く、歩行もスムーズで、時が経つのも忘れて見入っていたことを記憶しています。咳もピタッと止まっていて、みぞおちと背中のあたりに何かに包まれているような温かい感覚があり、なんともいえない安心感がありました。

そして、すべて一巡して車に乗り込みパリ市内へ戻ろうとしていたときのことです。モネの家の程よい湿気とは打って変わった乾燥した空気の中で、呼吸困難になるほどの咳と、全身の体温低下と、鉛のような身体の重さに見舞われたのです。

ここで息絶えたら、多くの人に多大な迷惑がかかり申し訳ないという気持ちばかりが頭を過《よぎ》ります。締め付けられる胸腺のあたりを右手でさすりますが、咳をするたびに全身の骨に響くような痛みが走ります。体勢を変えたくても身体が重くて変えられません。咳のしすぎで口角が切れ、咽頭《いんとう》は腫れ上がり熱を持っていました。

持っていた水が無くなったため、アテンダントのおじさんがモンマルトルのマルシェで水の代わりになるものを探してくれました。ところが、水分のあるものは、私の大嫌いなトマトしか売っておらず、しかもセミドライのトマトでした。トマトは嫌いなので食べたくないと伝えると、アテンダントのおじさんは「いいから食べろ」と怒鳴り、店主は「絶対咳が止まる」と叫びます。

こんな大嫌いな食べ物を、死の間際に口にするよう強制されるとは、ああ、私はどんなに罪深かったのだろう……深いため息をつきながら、神様が下した罰を受け入れようと、私はトマトを一口かじりました。

味がしない？　酸っぱくない？　舌の裏からじわっと、水分が口の中に出てきている？　あ、あ、あーっ、コレすごい……ドンドン水分が湧き出ている！　あれっ……涙が出てくる。口の中に甘い香りが広がり、鼻の奥に青くさーいトマトの香りがささってくる。とっくに味覚をなくしたはずの舌が、味覚を感じているのです。

棺桶の中に3分の2くらい入っていた身体が、トマトという食材を一口かじったことで反応したのです。唾液がドンドン湧き出て、生命の漲《みなぎ》る力を体感した瞬間でした。私は、食の宝庫フランス・パリのモンマルトルのマルシェで、「食について向き合いなさい」というメッセージを受け取ったのでした。

その後、余命わずかな身体でパリの料理学校に必死に頼み込んで通い、食材や食について真剣に向き合い、それまでの食生活を変えました。フランスで4年、中国で1年近く料理の勉強をし、オーガニック薬膳料理にたどりつきました。こうして、身体に寄り添う食事を作り続けてきました。

ガンを克服した私の食習慣。朝起きたら白湯《さゆ》で内臓を温める

フランスのマルシェで口にしたトマトの力のおかげで、奮起した私の生命力。日々試されているリトマス試験紙のような身体ですが、毎日欠かさず続けている食習慣を紹介しましょう。

朝目覚めると必ず電気ポットに水を注ぎ、沸騰スイッチを3度入れてカルキ抜きした白湯をいただきます。以前はガスでポコポコ15分くらい沸かしていましたが、電気ポットでも、沸騰したらいったんスイッチを切り再沸騰させることを3回繰り返せば、口当たりに遜色《そんしょく》がないことに気がつきました。

沸騰した白湯はカップに注ぎ、60℃くらいまで下げてから必ず2杯飲みます。決して一気に汗だくになって飲むことはしません。少しずつ、寝ている間ににじんわりと放出した水分を、やんわりと補給するように飲んでいます。

白湯は湯冷ましともいわれ、昔から、病中病後の方、新生児、老人の水分補給に使われています。白湯のルーツはインドのアーユル・ヴェーダにあります。白湯を飲むことで、老廃物を体内から排出して腎臓や肝臓機能の代謝を上げること、起きがけの体温から内臓温度をスムーズに上昇させて新陳代謝を促進すること、その後口にする食物の栄養吸収と胃腸の負担を減らすことができるのです。

私の場合は朝だけではなく、昼食と夕食の30分くらい前、そして入浴後に1日の最後の締めくくりとして、それぞれ最低1杯は飲むようにしています。また、外食でアルコールを飲むときは、傍に常に白湯を置きアルコールと交互に飲んでいます。

1冊目の本を読まれた方から、「朝白湯を2杯飲むのが苦痛。夏は特に汗だくになります」と、よく質問されますが、私の場合は、朝は「ながら飲み」をしているので苦痛ではありません。ラジオ体操をしながら飲んだり、朝風呂で湯船に浸《つ》かりながら飲んだり、掃除しながら飲んだりというように、ゆっくり白湯を飲むことで少しずつ内臓温度を上げ、体内細胞にじんわりとおはようのサインを送っています。

白湯を飲んで、味覚が今ひとつだと感じたり、胸焼けやガス溜まりや前日の食べ過ぎなどで内臓の停滞感が酷《ひど》かったら、酵素ジュースをいただきます。酵素ジュースは常温に30分程度おいたにんじん・りんごに季節の柑橘《かんきつ》を加え、低速のジューサーで作ります。

ただ、ここ2年程は、酵素ジュースにこだわらなくなり、むしろ、薬膳ハーブティーをとることが増えてきました。

種、根、皮まで使い切る薬膳ハーブティーで目の下のクマも、腸も潤《うるお》う

薬膳ハーブティーは、毎日、月の満ち欠けを意識して作っています。

私たちは月の満ち欠けの28日周期の中で生きています。素材や調理の方法も、月の満ち欠けを意識します。たとえば、**新月の時期は何もないクリアな状態ですから、みじん切りにして素材の効果をより引き出す**ようにしますし、**満月の頃は、エネルギーが満ちているので輪切り**にするなど、素材の力が過剰に引き出されないように工夫します。月の満ち欠けを意識する目安には、旧暦があります。このお話は、後ほどくわしくお伝えしましょう。

薬膳ハーブティーに使う材料は、旬の食材から選び、香りを嗅ぎながら刻み、低温で酵素を壊さない程度に加熱し、生薬《しょうやく》を炒《い》り煎《せん》じるように成分を抽出します。食材の根元ともなる種や皮、葉、茎根《くきね》までも使うこともあります。

桃を例にとると、皮や葉には皮膚の状態を改善する働きがありますし、種は血行をよくし、目の下のクマ対策にもなります。果肉部分には温性の働きがあるので胃腸の冷えを気にすることなく使えますし、腸や肺を潤す働きもあります。漢方的には腸、肺が潤うと腎臓機能が整うので桃肌ならぬ美肌に導きますし、食物繊維のひとつであるペクチンが豊富なので、排泄機能が高まることで気の巡りが断然よくなるのです。

このように日頃捨ててしまっている食材の廃棄部分にお宝が眠っているのです。

身体を日々健《すこ》やかに保つポイントはいかなる場所も滞《とどこお》らせないこと。種、根、皮まで使い切るオーガニック薬膳は、すべての命をありがたくいただくことで気の巡りがよくなることも教えてくれるのです。

野菜は、旬の7色を毎日意識して取り入れる

野菜は果物や海藻を含めて7色を毎日意識して食べるようにしています。**7色とは白、黄、赤、黒、緑、紫、ブルー（海のもの）。**毎日30品目を食べるのは大変だけれど7色だと取り入れやすいでしょう。

この7色は、漢方でいうところの5色——青、赤、黄、白、黒を掘り下げたものです。5色の青には緑も入っていますし、黒には紫も入っていますが、あえて2色増えるように分けています。前著でも5色を意識して食べることをお伝えしましたが、さらに2色を意識すると、品目を多くとることができますし、色による気の巡りという面からもバランスが整うと思うのです。空色を着ると心が清々しく落ち着いたりしますよね。これも色と気の巡りの関係によるものです。

「緑」には、健康・バランス・思いやり・育む心・実りが、「紫」には、知恵・美しさ・ひらめき・創造性・悟りがあるといわれます。四大元素（この世の物質は、風、

火、土、水で構成されるという考えで、ヨーロッパのハーブ、土壌、天文学、スパイス、食の取り入れ方は四大元素思想が根本にあります）で説明されるこういった色の知識を上手に使い、それらを旬の食材から選ぶようにしています（四大元素について後ほど触れましょう）。

たとえば2月だったら、白は、お餅、花豆、長いも。黄は、みかん、柚子、卵黄。赤は、くこの実、いちご、まぐろ。黒は、レーズン、ひじき、黒にんにく、イカすみ。緑は、菜花、セリ、かいわれ大根。紫は、紫人参、紫水菜、金時草《きんときそう》。ブルー（海のもの）は、新あおさ、ふのり、ぎんなん草。

8月だったら、白は、お米、豆腐、夏大根、新れんこん、新ジャガ。黄はかぼちゃ、黄色パプリカ、とうもろこし、白ゴマ、大麦、大豆、メロン、パッションフルーツ。赤は、赤ピーマン、トマト、スイカ、プラム。黒はキクラゲ、黒豆、黒ゴマ、えごま、ぶどう、こんにゃく。緑はつるむらさき、にがうり、枝豆、きゅうり。紫はなす、紫キャベツ、チコリ、ブルーベリー、さつまいも。ブルーは昆布、わかめ、もずく、ふのり、といったところです。

そして、体内に溜まった化学物質や大気汚染等で身体の外側から付着する毒素を抜くために、ハーブとスパイスも欠かせません。ハーブは、セージ、セロリ、パクチー、大葉、スペアミント、バジル、ローズマリー、みょうが、しょうが、にんにく、エシャロットなど。スパイスは、シナモン、ナツメグ、クミン、クローブ、山椒《さんしょう》など。季節や月の満ち欠けで、使うハーブやスパイスは変わります。

ターメリックは一般によいといわれていますが、私の体質にはあまり合わず、身体がだるくなるのでほとんど使用しません。

本をお読みくださった方や、生徒さんから、「野菜の美味しさをぎゅっと凝縮している露地栽培で、安全、安心なものが手に入らない、見つけられない」「野菜や果物はどうやって見極めて買うの?」という質問がよく寄せられます。最近は、露地物のオーガニック野菜や果物を注文者の好みに合わせてセレクトして送ってくれるサイトがあるので、WEBで検索してみるのもいいでしょう。

発酵食品は動物性と植物性の2種類を毎日とる。ぬか漬けをサラダ代わりに。甘酒は季節を問わず

発酵食品は必ず、意識して毎日、動物性と植物性の2種類をとるようにしています。

私の気質的なお話をすると、幼い頃から胃腸が弱く、身体は華奢《きゃしゃ》で、顔が青白く、声に張りがありませんでした。陰陽でいう陽の気が足りないため、身体が冷えやすく、手先や足先はもちろん、骨盤内から下半身にかけて年中冷えていて、倦怠感が取れにくく、薬膳漢方でいう陽虚という気質でした。

もともとのそうした気質があるところに、寝不足、オーバーワークが続くと、肌が荒れ、髪の毛が抜け、爪が欠けて、集中力も低下しました。そして、さらにストレスがかかると不眠症に陥り、お腹《なか》が張り、ガスが溜まり、喉がつまって高熱が出るというサイクルで、内臓のダメージポイントがはっきり現われるのです。

そうした気質を改善するために、ぬか漬けなどの植物系とチーズなどの動物系の発酵食品をとります。

摂取する時間は特に決めていませんが、**朝から昼にかけては、アミノ酸の一種であるトリプトファンが含まれている生乳100％のヨーグルト（無糖）を食べることが多いです。**身体を温め、排泄機能を活性化させ、メラトニンホルモンを出しやすくして質のよい睡眠を得るためです。

自家製ぬか漬けを作っているので、サラダ代わりにつまんだり、ピクルスを漬けておやつ代わりにいただいたりします。フランスに留学していた頃は、山羊《やぎ》のチーズで腸の働きを整えていたので、チーズも必ず食べます。

本の執筆に集中するときは、**集中力を高めるために、夏でも甘酒を弱火で温め、白すりごま、えごま、チアシードを入れていただいています。**

夜は、たとえ外食後であっても、必ずお味噌汁を作って飲んでいます。酵素を壊さないように、味噌は汁を45度くらいの温度まで下げてから溶き入れていただきます。

タンパク質は、魚3日、肉3日、大豆1日のサイクルで食べる

タンパク質に関しては、1週間のうち3日が魚、3日が肉（畜産物）、残り1日を大豆と、分けています。**1日3食のうち、タンパク質は1食だけでもいいので必ずいただくようにします。**そうすることで、気の力が安定します。また、**大豆の日は、野菜だけの日と決めて、動物性タンパク質を控えるようにしています。**

魚は、養殖ものは買わず、旬の地魚（主に青魚）や小魚、貝類を食べるようにします。

熱発があるときや、免疫力が下がっているなと感じるときは、豆、オリーブオイル、玉ねぎ、ブイヨンだけのポタージュをいただきます。この豆のポタージュをいただいていると、熱が出ても体重が下がりません。

薬膳的には、人間の身体は4つの元素（風、火、土、水）を食材から摂取することで組成され、組成には質の良い睡眠と、深い呼吸が関わってくるといわれます。

私自身、オーバーワークになり呼吸が知らず知らずのうちに浅くなり、その結果自分で身体を傷めてしまうことがあります。高熱（腫瘍熱）が出たり、鼻血を出したり、ベッドから起き上がれないほどのだるさを感じるときは、地に足をつけなきゃいけないと反省し、愛犬と散歩をする際に、近所の公園で、裸足《はだし》になって芝生や地面を歩いてみたりします。

次の章からは、シンプルに身体をいたわるためのヒントをお話ししたいと思います。

1章

心も身体もつらいとき、簡単調理でこれだけは食べる

習慣にしている身体のセルフチェック。首のこりにはジンジャーティー。その日その日の身体に寄り添う食材を選ぶ

食べ物だけで自分治しをしようと決めてから18年間、身体を慈《いつく》しむ時間のひとつが、毎朝起きがけにベッドの中で行なうセルフチェックです。

乳ガンの早期発見のセルフチェックを参考にしたもので、目覚まし時計を止め、お風呂の湯はりスイッチを入れてからの、4分くらいの間で行なっています。

デーンと大の字に寝て、深ーい深呼吸を3回。お腹《なか》を思いっきり膨《ふく》らませてから、ぺちゃんこになるまでゆーっくりと空気を吐いて、身体の隅々まで血が巡ることをイメージします。親指と人差し指で両眉毛を挟むようにしてもみ、目をぱっちりとさせ、眉間を開きます。その後両手で、身体の左右の首、頸椎《けいつい》、肩のこり、脇の下の張り、みぞおちの硬さを確認し、さらにおへその下あたりから、おしり、太ももを手の

朝の身体のセルフチェックで
その日に食べるものを選んでいます

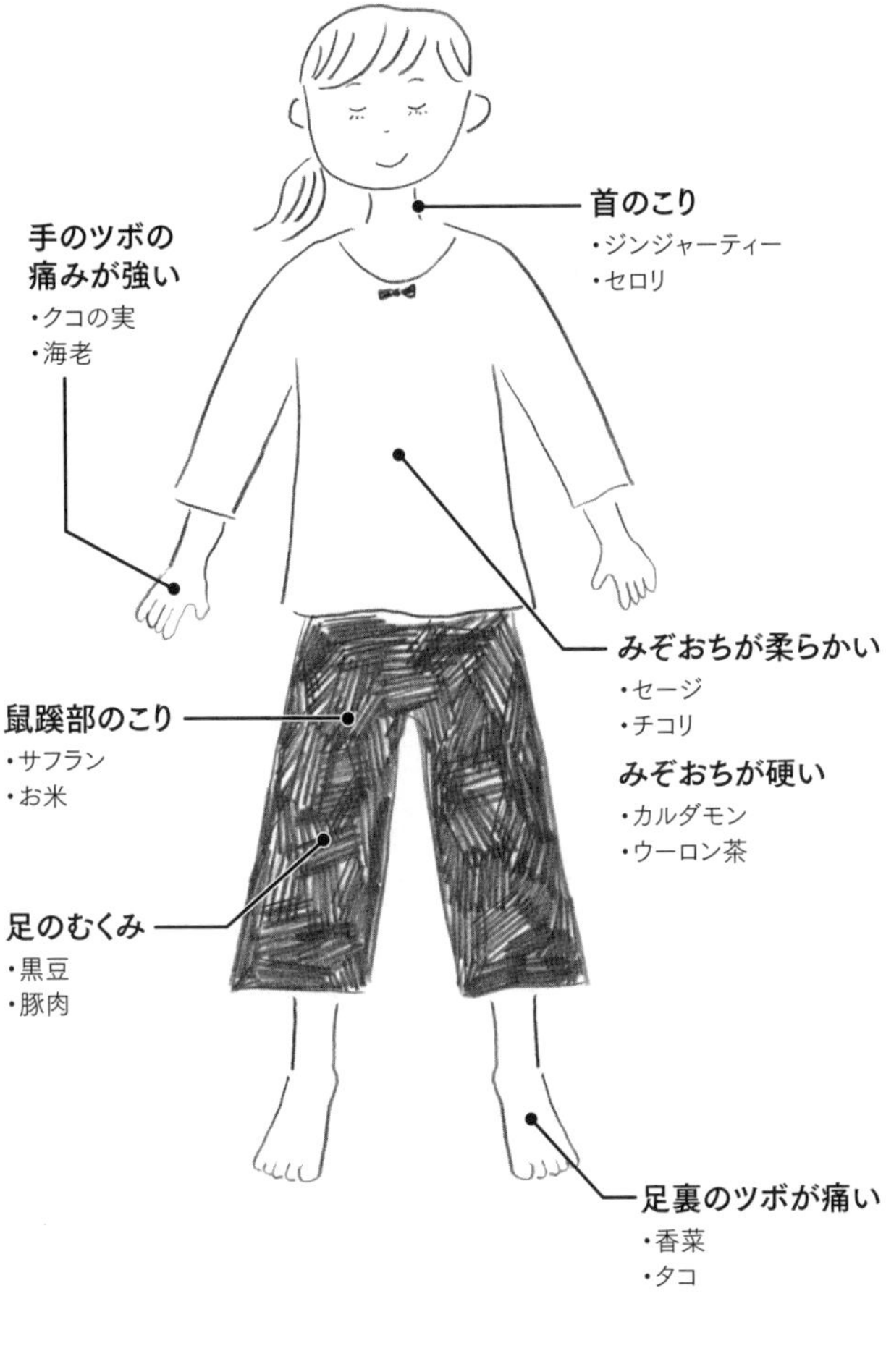

平で触って、温度差をチェックします。

そして、上半身を起こして、鼠蹊部《そけいぶ》のコリ、膝の後ろからかかとまでのむくみと硬さを確認し、足の指、手の指をひとつひとつ動かしてから、手の内側、足の裏にある痛みのツボをチェックし、ベッドを出ます。

このセルフチェックは、その日その日、私が何を食べるのかを決める、身体に寄り添う食材選びのポイントにもなっています。たとえば、みぞおちが柔らかいとき、私はセージやチコリをいただきます。みぞおちが硬いときは火の気が強いときなので、カルダモンやウーロン茶をとると落ち着きます。首のこりを感じたときは、ジンジャーティーやセロリです。さらに胸腺や首の後ろに蒸しタオルを当ててリカバー（身体のバランスを取り戻す）しています。

調理もできないくらい忙しいときや身体がつらいときには、これを食べればいい

28歳で最初に受けた余命宣告は半年。その後ガンの治療を受けながら、3年後の秋には、ついに余命3カ月の宣告を受けました。残りの命をカウントダウンしながら、自分の生命力と食べ物の力で、ガンと共存し、生かされ、克服に至った私。

術後から欠かさずに受けている定期検診ですが、前回2017年9月の結果は、胆のう腫瘍《しゅよう》一部石灰化、腎臓左腫瘍石灰化、左・右乳腺石灰化、食道ポリープ、胃ポリープ、子宮筋腫、頸管《けいかん》ポリープ、肝機能γ-GTP高値。

ガン細胞が死滅して石灰化していたり、正常な細胞への入れ替わりで、代謝を促す臓器への負担が大きいのか、胆のう、肝臓、腎機能へのダメージがみられました。

ちょっとした油断や疲労の蓄積から、体調を崩すことのある私ですが、こういったダメージのある身体を、食べることで慈しもうと毎日を過ごしています。

発熱や痛み、だるさに苛《さいな》まれるときもあります。

忙しくて、自分の身体のことを後回しにしそうになってしまうときもあります。

こういうときに、私が実践しているのが、無理をしないで身体に寄り添うように、洗ってすぐ食べられるもの、切ってすぐに食べられるもの、煮るだけですぐに食べられるレスキュー的な食材や食べ方です。身体がつらいときに、私がこれだけは食べているものを、次にご紹介しましょう。

トマトとブルーベリーを朝晩につまむ。身体を酸化させないように

毎日の食事に**トマトは外せません。**露地物のミニトマトを毎日1パック洗って朝、晩の入浴前に食べます。皮をよく嚙んで食べることで抗酸化成分リコピンをしっかり取りこめます。トマトで、一日の始まり、終わりのサインを身体に送るようなつもりで、めいっぱい嚙んで食べます。

ブルーベリーは最近、国産のオーガニックのものが手に入るので、さっと洗って朝晩に、末広がりの8個ずつつまみます。小さな頃から体質的に、寝不足が続くと目の下にクマができ、必ず、熱を持ち、ドライアイによる眼精疲労で目の奥が痛くなるので、ブルーベリーによる目の抗酸化を意識します。

ホルモンバランスを安定させる豆製品は、納豆、豆乳、茹《ゆ》で大豆で手軽に

40代前後の女性は特に、ホルモンバランスを安定させ、整えておかないと、外見も内臓も急に劣化が激しくなります。食べることをおろそかにすると、生活の疲れがすぐ身体に出てしまいます。

肩こりや、目の下のクマの元となる血の巡りの滞《とどこお》りを避けるために、**納豆と豆乳は毎日欠かさずいただきます。**豆製品にはホルモンバランスを安定させる働きがあるからです。疲労が溜《た》まると代謝が下がるので、それを避ける効果も期待できます。

納豆は、めかぶ、しらす干しを必ず入れてカルシウムの強化をはかります。しらすのカルシウムは、毎日のメンタルのグラウンディング（安定）も期待できます。

豆乳は必ず常温でゆっくり飲みます。

豆はすぐに調理できず、取り入れにくい食材ですが、「だいずデイズ」という会社

が販売する豆は、オーガニック栽培で、安心・安全の製造工程で蒸されていて、袋から開けてすぐに使えるのでとても便利です。蒸し豆になっていれば、手軽に野菜と一緒にサラダやスープなどにも取り入れやすいですし、満腹感も出るので炭水化物の過剰摂取も抑えられます。大豆は人間に必要なミネラルやマグネシウム、亜鉛も豊富です。

更年期障害がひどい方や生理不順の方に、黒豆、蒸し大豆、ひよこ豆、あずきを使ったレシピを提案したところ、症状が和《やわ》らいだという感想をいただきました。やはり、女性には豆の力が欠かせません。

最近ベジタブルファーストならぬ、ビーンズファーストがにわかに注目を集めているようです。食事の最初に豆を食べることで、糖や脂肪の吸収を緩やかにし、血液や血管の健康を保つ食事法で、中性脂肪の抑制も期待できるのだそうです。

ブロッコリーはスプラウトで。気の巡りを整えるにはセロリ、だるいときはパクチー

身体がつらいときは、セロリ、大葉、ブロッコリースプラウト、ミント、セージ、パクチーのうちどれかひとつを必ず食べるようにしています。多いときはパクチーなどは1日1パック、セロリだと1本いただきます。どれも肝臓、腎臓、脾臓を帰径《きけい》（影響）して気の巡りを整え、胃腸の停滞感を改善します。

ブロッコリーやカリフラワーだと茹でなくてはいけないけれど、茹でるのがつらいときはブロッコリースプラウトだとすぐに食べられるのも便利です。これで免疫力が途絶えないようにし、だるくて気力が出ないときは、パクチー1束をざく切りにしてオリーブオイルと塩で食べます。

炭水化物をとるときは梅干を用意。毎日2個を習慣に

梅干も毎日2個、朝晩食べます。梅干は鎌倉時代から縁起物の食材とされてきたようですが、当時から、殺菌、疲労回復の効能とミネラル補給効果があることが知られており、さらに風邪の引きはじめの解熱作用もあるので葛湯《くずゆ》に入れたり、番茶と一緒に飲んだりなど、日本人に親しまれてきました。

昨今ブームの糖質制限食材としても効果が期待できます。糖質の消化吸収を抑える梅干に含まれる成分が、小腸で糖質を吸収する酵素、α-グルコシダーゼを抑制し、糖尿病を予防する働きを持っているというのです。食後の血糖値の上昇を防ぐことができるので、私は**炭水化物を食べるときや、甘い物を食べるときは必ず梅干を用意します。**

また、ヨーグルトにはちみつレモン汁を入れ、カルシウムとビタミンCの有効的な

摂取と肌荒れ防止も心がけます。

はちみつレモン汁は、はちみつとレモン汁を1：1の割合でよく混ぜれば出来上がり。ヨーグルト1カップに対して、レモン汁とはちみつ各小さじ1の分量を目安にします。

完全食品の卵は、平飼い卵を選ぶ

茹でておけばいつでも好きなときに食べられる卵もよく口にしています。小さな頃は消化器が未熟だったこともあり、卵アレルギーでした。けれど、鶏が食べている飼料が問題だと知り、国産の米や穀物で飼育され、元気にのびのびと走りまわっている鶏が産む、平飼い卵を選ぶようになってからは、卵アレルギーはまったく起きません。

卵はビタミンCと食物繊維を除くすべての栄養素を含む完全食材として知られていますが、薬膳的には、疲労を回復させ、美肌効果を促し、骨の組成を助け、免疫力を上げて抗ガン作用を高め、記憶力を上げる食材とされています。

コレステロールが気になるかもしれませんが、食事からとったコレステロールがそのまま体内のコレステロール値を上げる原因にはならないと解明されています。私は、卵を食べるときは、だいたい2個ぐらい食べています。

身体がつらいときには、切って煮るだけのブイヨンとハーブティー

私のオーガニック薬膳の本髄であるブイヨン（だし汁）と、毎日飲んでいる薬膳ハーブティーは、切って煮るだけで簡単に作ることができます。

ブイヨンは、旬と身体に寄り添う食材を、酵素を壊さないように65℃でじっくり抽出することで、その症状別の体調にじわっと浸透するだし汁で、私のオーガニック薬膳料理のベースになります。乾物、根菜、魚介、梅干などを1リットル程の水と天然醸造の日本酒、塩ひとつまみを入れ、とろ火で1時間程抽出すれば出来上がり。朝起きてすぐに火にかけると、身支度を整えた頃にはいただくことができます。

このブイヨンを飲んでいるだけでも、健康ドリンク並みに身体に力がみなぎってきます。

薬膳ハーブティーは、ブイヨンを作る横でさっと20分もあれば作ることができま

す。酵素を壊さないよう弱火で抽出すると、果物と野菜の爽やかな香りが鼻をくすぐる、芳醇な味わいのお茶が出来上がります。

私が身体がつらいときに作っていたオーガニック薬膳ブイヨン（だし汁）と薬膳ハーブティーをご紹介します。

だるさが抜けないときの、えのきたけのブイヨン

● 材料（4人分）

えのきたけ……1/2株
（手でちぎり石づきはとりのぞく）
厚削りかつお節……2枚
昆布……2センチ角1枚
蒸し大豆……大さじ3
塩……ひとつまみ
酒……大さじ3
水……1ℓ

● 作り方

01. えのきたけを鍋に入れ、塩をひとつまみ振り、じっくりと香りが出るまで弱火で乾煎りする。

02. 厚削りかつお節、昆布、蒸し大豆を加え、酒を回し入れたら蓋をして6分蒸す。

03. 水を入れ 決して煮立てずに1時間程、弱火でじっくりと煮含める。ざるで漉して出来上がり。

喉の痛み、リンパのつまり、肩こり、腰痛が出たときの長芋のブイヨン

● 材料（4人分）

長芋……5センチ分（輪切りにする）
砂肝……4個（細かく刻む）
干ししいたけ……2個
昆布……3センチ角1枚
梅干……1個
酒……大さじ3
水……1ℓ
（干ししいたけと昆布をつけて一晩おいておく。常備しておくと便利です）

● 作り方

01. 鍋に長芋をびっちり並べ、酒大さじ1を振りかけてから細かく刻んだ砂肝をのせる。

02. 蓋をして香ばしい香りが出るまで弱火で9分程蒸す。

03. 干ししいたけ、昆布、梅干、残りの酒、水を入れ、とろ火にかけて1時間程煮る。ざるで漉して出来上がり。

身体に力が入らないくらいの疲労を改善する鶏のブイヨン

● 材料（4人分）

ニラ…………1束（1cm幅のざく切り）
大根……………………………………1/4本
（5mm幅で輪切りにしてから半月切りにする）
骨つき鶏モモ……………………………1本
厚削りかつお節……………………………4枚
酒………………………………………1/3カップ
塩………………………………………ひとつまみ
水………………………………………1ℓ

● 作り方

01. 鍋にニラを入れ、中火にかける。塩（分量外）をひと振りして乾煎りし水分を飛ばす。
02. 水分が飛んだらニラを一度取り出して、大根の半分を鍋底に並べ、ニラと鶏モモを載せる。その上に残りの大根を並べる。
03. 厚削りかつお節を入れてから酒を回し入れ、蓋をして香ばしい香りが出るまで弱火で10分程蒸し焼きにする。
04. 塩と水を入れて、弱火のまま1時間程抽出する。ざるで漉して出来上がり。

胃腸がすぐれないと感じたときの薬膳ハーブティー

● 材料（4人分）

レモン外皮………1/2個分（千切り）
キャベツ………外側の緑の濃い部分の大きい葉2枚または小さい葉4枚（粗みじん切り）
大葉……………………………1束（10枚）
塩………………………………………ひとつまみ
水………………………………………600cc
はちみつ……………………………小さじ1/3
（メイプルシロップでも可）

● 作り方

01. 鍋にレモンの皮、塩を入れ、弱火で薄茶色になるまで乾煎りする。
02. キャベツを加え鮮やかな緑色になるまで炒め、レモンの皮の香りを引き出す。
03. 大葉を加え、さらに水分がなくなるまで乾煎りする。
04. 鍋を時々かき混ぜながら水を少しずつ加え、弱火で6分程抽出する。
05. 茶漉しでこしてカップに注ぎ、はちみつを加える。

関節の痛みがひどいときの薬膳ハーブティー

● **材料（4人分）**

みょうが	大さじ1（輪切りにしてからみじん切り）	スペアミント …… ひとつかみ
小松菜	1株（みじん切り）	塩 …… 少々
レモン	1/4個（皮をむいていちょう切り）	水 …… 800cc

● **作り方**

01. 鍋にみょうがを入れ、塩うちしながら弱火でじっくりと加熱して水分を飛ばす。

02. 小松菜、レモンを入れ、さらに混ぜながら弱火で加熱し、レモンのさのうがバラバラになるまで乾煎りする。

03. スペアミントを手で叩いてから入れて、水を少しずつ注いで6分程抽出加熱し、茶漉しでこして出来上がり（レモンの皮のおろしたものを添えるとよい）。

ストレス過多で肌荒れやむくみが気になるときの薬膳ハーブティー

● **材料（4人分）**

赤シソ	4枚（茎は粗いみじん切り、葉はざく切り）	イチゴ …… 6個（輪切り）
フェンネル	1/3株（なければ、ローズマリー、セロリの茎で代用可）	塩 …… 少々
		酒 …… 大さじ1
		水 …… 800cc

● **作り方**

01. シソの茎を塩うちして弱火で乾煎りする。

02. みじん切りにしたフェンネルの茎を加える。

03. 赤シソの葉を加え、塩うちしながら水分を出す。

04. イチゴ、酒を加える。

05. かき混ぜながら水を注ぎ、弱火で6分抽出する。茶漉しでこして出来上がり。

2章

ストレスや憂鬱、
気力のなさ、
イライラも食事で切り替える

人生にはいろいろあります

私が、人生っていろいろあって厳しい道のりなんだと、はじめて思い知ったのが、幼少のとき。3歳で生みの母を亡くし、父の後妻となった義母からは食事を与えられないこともありました。幼い私は義母のネグレクトを受けて過ごしたのです。小さな自分には、その環境を受け入れることしかできず、毎日肝を冷やす生活で成長してきました。許容範囲を超えた我慢をして自分を追いつめると、無性に目の奥が熱くなり身体がだるくなって、みぞおちの左脇から左背中に痛みが出ていました。中学生、高校生の頃2度程、しかも夏休みに、胆石と腎臓結石になりました。

心と身体と食は、三位一体。3つのうちのどれが欠けても、生命のバランスが崩れてしまう気がします。もしかしたら、大人になり、身体の細胞が入れ替わる時期に、私はこの3つ（心、身体、食）のデトックスができずに、末期ガンになったのかもしれません。そんなことを思うことがあります。もがき、苦しみながらも、幸いに、生命を繋《つな》げることができ、再度人生をスタートしました。

しかし、食と向き合うことはできていても、感情のコントロールまではできていなかったのかもしれません。2016年8月、ぎくしゃくしていた夫との関係を解消し、高遠家を解散しました。

それからの1年間は本当にあっという間に過ぎてゆきました。一時は、鎌倉、札幌、関西、東京の教室活動の他に、六本木で創作薬膳のお店を切り盛りしてほしいという依頼を受け、睡眠時間が3時間以下という日々が続きました。神様に試されている！背《そむ》いてはいけない。今日1日をしっかりと過ごそう。絶対体調を崩してはならない。トマトをかじって生体機能の再確認をしたあの一瞬が蘇《よみがえ》った、そんな気持ちでした。

創作薬膳店を始めた最初の1カ月は、ウィークリーマンション住まいでした。食べることで自分治しをしているライフスタイルなのですが、今までどおりにはいきません。調理器具は揃っているものの簡素なものばかりで、当然低速ジューサーなどありませんから、朝のおきまりのジュースはやむなく卒業。とりあえず、鍋でできる、白《さ》湯《ゆ》と薬膳ハーブティーを存分に作ることにしました。調味料も、鎌倉のスタジオから何本か持参したオリーブオイル、ピンクソルト、五島《ごとう》列島の手塩など、最小限のものだけにしようと決めました。

睡眠不足を補うために生命欲とも言えるほど、無性に肉を食べたいと思いましたが、三食肉ばかりでは身体が酸性に傾き、すぐに熱こもり状態になり胃腸が不調に陥《おちい》り悲鳴をあげてしまいます。

その後、住まいを整えたものの、環境の激変で寝不足にもなり、相当なストレスを抱えていました。仮眠程度の睡眠が8カ月程続き、毎朝目頭が虫にかじられているように痛み、充血し、頭の前頭葉部分が重く、右目が開きづらく、右頬が度々痙攣《けいれん》し、左脇腹には鈍痛があり、気道には閉鎖感がありました。一人で取り組まなければならない仕事、抱えている問題や悩みが多かったため、あせりのような感情を抑制し、クールダウンさせて、心のバランスを保つのがとても大変でした。

しかし悪いことばかりではありません。以前から向き合っていた、食とメンタル、心・身体・食の三位一体の関係ですが、このときの経験は、食とメンタルの関係をもう一度改めて見直す契機となりました。

炭酸やスパイシーなものが好きになる。こんな味覚の変化は、ストレスが高くなっているサイン

私の周りの人をはじめ、生徒さんでも頑張っている人、いえ頑張りすぎの人ほどストレス度が高いようです。こうなりたいと思う理想の自分と現実の間にズレが出てくると気の巡りが悪くなり、声がかすれたり、喉の不調が出やすくなったり、肌がくすんだ感じになったり、活力を失ってぼんやりしたり、睡眠の質の低下を感じ始めたりするようです。大概の方が、夕方にガクンとストレスを感じたり、だるさがＭＡＸになってしまうようです。

そのような方に「ストレスの取れる食材のイメージを教えてください」と質問すると、シュワシュワするもの（炭酸、シャンパン、酎ハイ飲料、ビール）、レモン、ミント、豚肉、パクチー、タバスコ、黒コショウ、ラー油、あんこ、チョコレートという回答が返ってきました。穀物、魚は出てきません。

さらに「どんな食べ方をするの?」と質問すると、「ストレスが高くなると日頃コンビニで選んでいた飲み物が炭酸系に変化します」「健康を意識してスパークリングウォーターを手に取るようにしているけれど、夜はビールやスパークリングワインなどを飲みたくなるんです」「外食するとパスタ、ピザにタバスコは欠かせないし、チーズやクリーム系の食事だと黒コショウをゴリゴリふってしまう」「担々麺やジャージャー麺、辛い韓国料理やベトナム料理も食べたくなります。その時はパクチー、ラー油、レモンが欠かせないんです」という回答。これらはストレスによる味覚異常の始まりです。

こうした方も、ストレスが取れる食材・食べ方をレクチャーすると味覚異常はもちろん、心のあり方も変化していきます。実際、ストレスが取れた生徒さんもいらっしゃいます。

ナツメグは、みぞおちや肩のこりを緩和。代謝がよくなり身体が軽くなる

3年半通われている広告代理店勤務の49歳の女性のお話をご紹介しましょう。

初めて教室に来られたのは2014年6月半ば、新宿区四谷のスタジオです。

長年の社会人生活の中で、多くの気遣いをされてきたのでしょう。背中が丸く前屈みになり胸腺が開いていないために、肺の循環と水分代謝が悪く空咳《からせき》をしています。また仕事上のお付き合いでの会食も多く、塩分過多で、アルコール摂取量が多いためにみぞおちから骨盤内が冷え切っているように思いました。見た目にも、みぞおちあたりがいつもこって硬くなっているのがわかります。肩こり、腰痛もひどそうです。

元々、ストレスを抱えると肺にダメージを受けやすい気質で、呼吸が浅いため必然的に腎臓機能が低下し、むくみ（水毒）が出やすい。深酒すると脾臓に負担がかかり気の巡りが悪くなって、眼精疲労が強くなり身体が悲鳴をあげるタイプです。

その生徒さんには、毎回、教室の途中にも何度か御手洗に行っていただくよう、利尿作用を高めるセロリ、セージ、あずき、大豆、グリンピースなどの豆科の穀物、とうもろこし、キャベツ、むくみと冷え対策として地鶏や牛肉、柑橘《かんきつ》の皮、しょうが、そして肺の循環を良くするナツメグなどを多く取り入れました。

参加後も自宅でレシピの復習などをしっかりしてもらううち、彼女から「みぞおちあたりが温かくなって、身体が軽くなりました」と感想をいただくようになりました。

ナツメグは肺、胃、脾臓を温めて発汗とデトックス、肺潤《はいじゅん》といって肺を潤す働きがあります。整腸作用もあり、みぞおちのこりにアプローチできました。その生徒さんには、「治療でも、薬でもなくお料理での働きです。ブイヨンに入っているキャベツやその他の旬の食材があなたの身体に寄り添うように融合しています」ともお伝えしました。

旬のオリーブオイルで、身体の内側から抗酸化作用。ホルモンバランスが整うと、生理痛が軽減し、肌もきれいに

もうお一方の例をご紹介しましょう。

彼女は、福祉施設に勤務するアラフォー女性です。遠方に住んでいるにもかかわらず鎌倉スタジオに申し込まれました。

以前にストレスで肺気腫を患っていた経験があり、生理痛がひどく経血の塊《かたまり》がよく出て、寝込むこともあったそうです。顎《あご》やおでこの吹き出物は、デリケートな心のため自分自身の中に災いや仕事を抱え込んでしまい、それによってストレスが高くなった表われです。身体を年がら年中引き締めてしまい、血液と血液中にある栄養素や酸素、ホルモンなどの成分自体の巡りが悪く、ホルモンバランスが乱れるために、目の下にはクマがあり、皮膚が乾燥し、骨盤周りも冷えていました。

彼女が最初に教室のレクチャーの中で注目したのが正しいオイルの取り入れ方でし

た（私はオリーブオイル・ソムリエでもあります）。

オリーブオイルの成分のうち70～80％はオレイン酸です。オレイン酸は、一般的には、心筋梗塞や動脈硬化の改善、胃ガンや逆流性食道炎の予防、肝機能の強化に効果があるといわれていますが、肌荒れ、特に、ホルモンバランスが崩れた肌の脂質異常症には素晴らしい改善が見られ、吹き出物の痕も抗酸化作用で残りづらいのです。

彼女には、オレイン酸の作用について、私自身の体験を交えて数回レクチャーしました。私が良質な旬のオリーブオイルを毎日大さじ2程度料理に入れて食べていることと、日頃のお肌のお手入れにもオリーブオイルを使っていることなども伝えました。

教室では、身体を温めるしょうがやエシャロットを使った、季節に合わせた良質なオリーブオイル料理を紹介しています。彼女は、教室で使っているのと同じものを購入して、レッスンのレシピをしっかり復習されていました。

2カ月が過ぎた頃、彼女から、「生理痛がなくなりました。しょうがの効果で身体が温まったからでしょうか？」と質問されました。オリーブオイルが食材の有効成分を引き出したのです。単一の食材の力ではないと説明しました。

その後1年が経ち、見違えるほどきれいな肌で顔色も良くなった頃に「お肌がきれいになったって言われるでしょう？　油と肌は密接に関係しているんですよ」と伝えたら「なるべくブイヨンとハーブティーは切らさないように作っているんです。ブイヨンとハーブティーを飲んでいると身体が疲れにくく調子が良いのですが、サボるとたんに肺気腫で病んでた場所がチクチクします。わかりやすい身体です」とおっしゃって喜んでいました。

甘いものが止まらない味覚異常には、しじみとピーマンの組み合わせを

私は、闘病中、唾液が出ない、味覚がわからない、口内炎、虫歯、唾液が出ないことによる口臭という悩みを持っていました。それらの悩みを食べることによって、年月をかけ改善した体験がありますし、教室活動でも病気の方へ口腔内環境を快適に保つ食事のあり方をレクチャーしてきた経験もあり、現在、日本アンチエイジング歯科学会で理事を務めさせていただいております。

その兼ね合いで、食と体調と口腔内環境の関係についての話を歯科医の方々とやり取りしているのですが、その中で、ある歯科医から2016年の初夏にこんなメールが来ました。

「とても恵まれた環境にあるマダムで、元々本人が抱えている疾患（甲状腺疾患等）の関係で、ケアのためクリニックに来られている患者さまがいる。ここ最近、ストレ

スが解放できていないため口腔内環境が悪く、甘いもので気を紛らわせている様子。オーガニック薬膳でなんとか改善できないだろうか？」

私は、文面から味覚異常も出ているのだろうと、直感しました。

歯科医はなにげなく私の話をしたそうですが、その方自身、相当おつらかったのでしょう。すぐにご自身の判断で申し込まれて、鎌倉のスタジオにお見えになることになりました。

私は旬のラズベリー、ブルーベリー、そして冷凍のシーベリーを取り寄せ、桃、ピーマン、季節のお花と一緒にアレンジしてお待ちしていました。

初めてお会いしたときの彼女は、顔が赤く、眼の乾燥と髪の乾燥がひどく、気温24℃とそれほど暑くないのに汗だくでした。ぽっちゃりしていて肩から肩甲骨にかけてのツマリがひどく、胃もたれしている感じがしました。これでは、口内炎ができやすいし、唾液も出づらいはず。やはり味覚異常も出ているでしょう。

ストレスで自分を追いつめた気虚（気の力が弱くなって体力が落ちている）の状態で、おそらく寝ても疲れは取れないはずです。

教室では、食材（あるいは本日のブイヨン）を目に見えない状態で味わっていただき、舌と匂いだけで使われている食材を当てる時間を設けています。生徒さんの感覚と、実際の食材との相違を体感してもらい、身体と心の改善のヒントにするのです。

この日は、3種のベリーでどの味が一番酸っぱいか、3種の塩でどの塩が一番旨味を感じるか、本日のブイヨンの中身はどれなのか、について聞きました。

ところが、彼女は「先生……味がしない。想像の味はわかるけど実際の味がわからない。香りもわからない……シーベリーってどんな味ですか？　塩の旨味ってどんなものなのでしょうか？」とおっしゃるのです。

味覚異常と臭覚異常が出ているのでしょう。以前の私と同じように、彼女もストレスが過剰になると身体に現われるようです。

私は「身体に合う食材があれば、食べ方でガラッと変わると思います。ついついつまみ食いや甘いものを食べてしまうのは、口さみしいのと味覚確認をして甘さの記憶のハンコを押したいだけです。甘さははちみつにも十分ありますよ」と説明しました。

この生徒さんの味覚異常の改善に寄り添った食材は、ベリー類とピーマン、牡蠣《かき》やしじみでした。中でも手に入りやすいブルーベリーとピーマン、しじみの組み合わせがベストでした。

彼女は、元々すごくおきれいで、若いときは肌も色白でほっそりしていたと思われます。味覚異常と若返り（アンチエイジング）の両方の改善で、自信を取り戻し、ストレスを解放していただくことにしました。食前30分前に白湯とブルーベリーを好きなだけとる。甘いものが食べたくなったらブルーベリーをつまみ、はちみつをなめるようにと伝えました。

ブルーベリーは、口内環境の改善のコラーゲン合成にも合い、眼の乾燥にも良いと考えました。アメリカでは、抗酸化成分アントシアニンを含むブルーベリーが注目され、ブルーベリーを使った若返り・アンチエイジングの実験研究もされているといいます。血流が改善され身体のだるさが消え、妙な汗が出なくなれば肌ツヤが良くなり自信が湧いてくるでしょう。

また、しじみで毎日出汁《だし》をとってお味噌汁以外に炒め物にも使い、しじみの身もピーマンと一緒に塩とごま油で炒め、おかかを振りかけてお惣菜として食べるように伝えました。しじみはストレスでできた活性酸素を解毒し、ミネラルの中で不足しているマグネシウム、亜鉛、ビタミンB_{12}、鉄、カルシウムを補ってくれます。ピーマンのビタミンCは他のタンパク質と合わせるとコラーゲンの吸収を高め、潤《うるお》いを出すので口内環境の改善のストライクゾーンにはまるはずです。

そして3カ月後、彼女は見事に改善されました。身体はほっそりして、口内もきれいになって歯科医も驚きました。肌もきれいになり、歯科クリニックの衛生士さんや家族もびっくりされたそうです。

憂鬱な気分が抜けないときは、レタスをたっぷり食べる。わかめを加えれば、気の巡りも良くなる

私は幼い頃から憂鬱になることが多く、悶々《もんもん》として気滞（気の流れが悪くなる不調）になり、喉が詰まって呼吸が苦しくなったり、お腹《なか》がはり便秘になったり、生理の前には身体がむくんで乳腺のはりが出て熱っぽくなったりしていました。

特に扁桃腺はよく腫れて、扁桃炎を発症するので、とうとう中学3年の春休みには扁桃腺の切除手術をしたくらいです。

そうした憂鬱な気分のとき、私はレタスを丸ごと1個洗い、水気を切ってボウル1杯食べていたのです。当時は何も知りませんでしたが、食について食材別に効果・効能を知って驚きました。レタスは身体の中の余分な熱をとり、水分代謝を盛んにして、昔は母乳の出を良くする食材だったのです。シャキシャキとした歯ごたえには、イライラの興奮状態を抑える作用があり、根元の切り口から出る白い液体成分は、リ

ラックス効果を高め安眠作用があることから生薬代わりに使われていたといいます。

確かに以前、レタスを丸ごと食べた後は悶々とした気分もおさまり、いつしか眠ってしまっていました。

製薬会社に勤めていたとき、会社の製造製品の中に「レスタス」という名前の薬がありました。今はジェネリックになっているのですが、この効能は気分をおちつかせ、不安緊張感をやわらげ、リラックスさせるというものでした。今となっては、レタスの連想でつけた製品名だったことが頷けます。

憂鬱なとき、丸ごとではなくてもレタスをたっぷり食べて緊張を緩和させることをおすすめします。

レタスをたっぷり使った簡単な食べ方をご紹介しましょう。

レタス丸ごと1個を手でちぎり、冷水につけてから水気を切り、ボウルに入れます。乾燥わかめ大さじ1、白ゴマ大さじ1、みかんもしくはオレンジ1個（表面の皮を塩ですりまぶして10分おき、流水できれいに洗ってから使う）を一口大のサイコロ切りにしたもの、オリーブオイル大さじ2、好みで塩少々を加え、よく混ぜて、みかんの汁が出てきたところで6分程おきます。わかめが戻ると同時にレタスの余分な水分を吸ってくれます。

わかめも気の巡りを良くしてくれますし、身体にこもった熱を出し、便通も良くしてくれます。ゴマは頭にのぼった気を降ろし、腸を潤してくれるので憂鬱によるお腹の張りやガスの溜《た》まりが改善され、柑橘の爽快感でストレスが晴れると思います。

天気で不調の出やすい人は、耳をひっぱってもむとよい

誰しも、天気の移り変わりで気持ちも左右されることがあります。今では、「気象病」という病名もつき、愛知医科大学病院では「天気痛外来」もあるほど。スマホのアプリでは、「頭痛ーる」というアプリもあるそうです。天気が悪くなると昔手術した痕が痛む、関節が痛む、頭痛・めまいが出る、不安や悲しい気持ちになる、誰にも会いたくない、身体に力が入らないという方も生徒さんの中に多くいます。

私たち人間は、普通に歩き、座り、寝て、自由自在に当たり前に動き回っていますが、地球という家に住み、地球とともに24時間1日1回りで自転して朝、昼、晩を感じ、1年かけて太陽の周りをゆったり1周する公転をしています。これにより四季も経験します。

月は太陽から見ると平行に移動していますが、地球からはランダムに動き、満ち欠けをしているように見えます。人間は自力で生きているのではなく宇宙の力で生きて

天気で不調が出やすいときに効く耳のつぼ

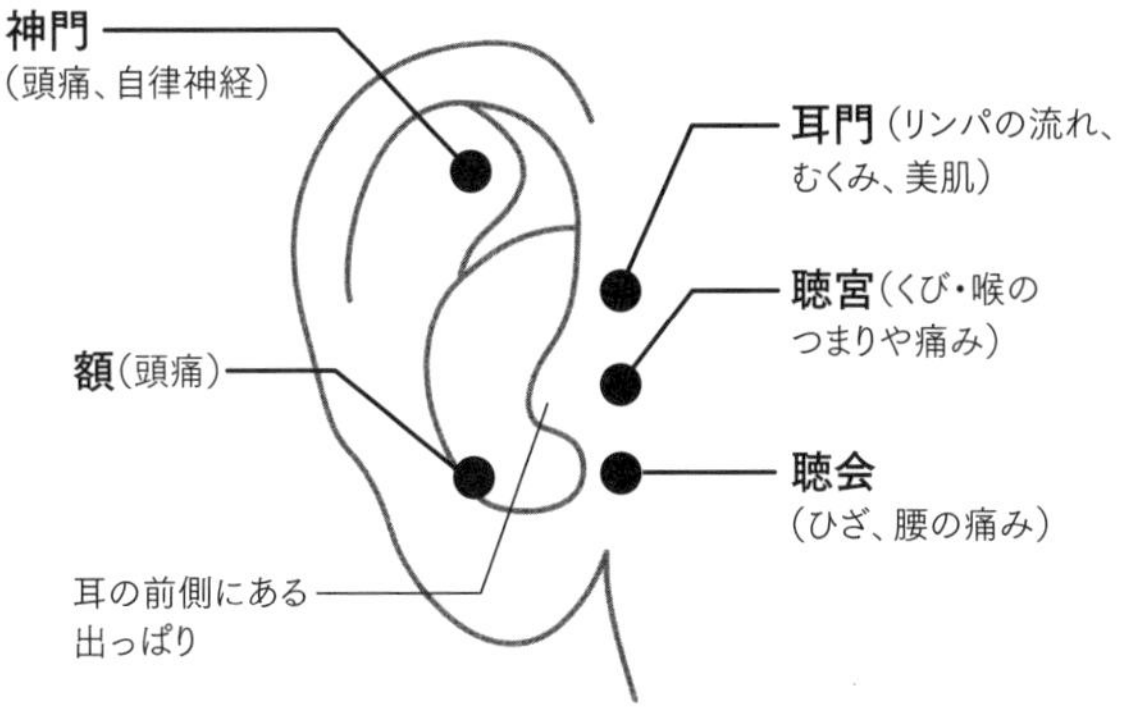

います。そこに大気の影響で、気圧が一気に10ヘクトパスカルも上下するような変動があったり、異常気象で前日との気温差が10℃以上あったりします。最近はゲリラ豪雨や台風の連続発生などもあり、交感神経と副交感神経のスイッチの入れ替えがスムーズにいかなくなり、痛みや、ストレスが優位になる交感神経が勝ってしまい、不調が出やすくなります。特に三半規管が元々弱く乗り物酔いをしやすい人、耳や鼻が元々弱くてツマりやすい人に多いようです。

　私は漢方、薬膳の知識を会得した際、中国の老師に**天気で不調が出やすい人には耳のつぼ押しを教えてあげるとよい**と学びました。

左右それぞれの親指、人差し指で耳を挟んで耳たぶから耳上の付け根まで少しずつひっぱって数分もみ、その後、額《がく》、神門《しんもん》（共に頭痛に効くつぼ・神門は自律神経にもよい）、耳門《じもん》（リンパの流れをよくして水分バランスをととのえ、むくみをとる。美肌、リフトアップにもよい）、聴会《ちょうえ》（ひざ、腰の痛みとり）、聴宮《ちょうきゅう》（くび、喉のつまりや痛みとり）というつぼを人差し指でちょんちょんと押して適度な刺激を与えます。触ってみると意外とコッていて痛みがあることにびっくりすることでしょう。

それでも天気の移り変わりに左右される気分や体調はセロリのスープでコントロール

天気で左右される気分や体調に効果的な食材はセロリです。古代ローマ時代から痛みとりや、抗菌薬代わりとして使われ、日本では、文禄《ぶんろく》・慶長《けいちょう》の役《えき》の際に加藤清正《かとうきよまさ》がにんじんの種と騙《だま》されて日本に持ち帰り豊臣秀吉《とよとみひでよし》に献上したとされています。セロリは香りが特徴的で好き嫌いもありますが、40種類以上にも及ぶ精油の成分があり、その中でもアピオイル、テルペンという成分は興奮や鎮静、自律神経の乱れの改善、頭痛の改善、咳止めに役立つといわれています。ピラジンという成分は血管をしなやかにして血流を促し、痛みを緩和する働きがあります。気圧で変動しやすい血圧も安定させるすぐれもの。利尿作用もあるので身体の中からすっきりした気分になります。

天気の移り変わりで気持ちも左右される方に寄り添う食べ方では、**セロリまるごと**

1本と干ししいたけと大豆、しょうがで作る、身体の中からストレスを押し出すスープがおすすめです。

干ししいたけを3個きれいにそうじしてから800ccの水に半日つけて戻し、ごく薄くスライスします。軸もスライスして使いましょう。セロリは、葉は細かいみじん切りに、茎はすじをとりのぞいて繊維を切るように薄くスライスします。しょうがは皮ごと針千切りにします。鍋にしょうがを入れて弱火で乾煎《からい》りしてからセロリの葉を入れて塩をひとつまみ振り、水分がなくなるまで焦《こ》げないように中火で加熱します。しいたけを入れ、蒸した大豆、セロリの茎《くき》を入れて酒カップ1/3、塩少々を振り、蓋《ふた》をして弱火で6分程蒸し煮にします。蓋を開けてしいたけの戻し汁を注いで中火で10分程、時々かき混ぜながらふつふつさせて出来上がりです。

梅雨時、ゲリラ豪雨、台風前後、木枯らし、春一番の折など、気圧配置が急変動するときにもこのスープで身体の中からいたわりましょう。

悶々とした自己葛藤《かっとう》には、大根をあますところなく

時々、悶々とした自己葛藤でお腹の中が火照《ほて》りガスが溜まってくることがあります。そうなると、食欲もなくなり、お肌もくすんできます。

こんなときは、**ビタミンCが豊富で美肌効果もある大根の葉をわかめと一緒にオリーブオイルでコーティングしてから湯がき、しょうゆをかけて食べます。**根はすりおろして、おろし汁を低速ジュースの代わりにごくんと飲みます。身体はシャキッとすっきりしますし、消化酵素のアミラーゼもばっちりとることができます。

気力が出ないとき・疲れすぎてしまったときはコトコト煮たあずき粥《がゆ》

最近、オンラインクラス・バーチャル教室には、日頃、多忙でリアル教室に参加できない方が多く申し込まれるようになりました。

太陽のようにバーンと明るく元気ハツラツでバイタリティあふれ、仕事の他に休日は自己啓発に時間をさき、ワクワク、ドキドキで熱弁を振るっている。そんな方の受講が不思議と多いのです。職業でいえば、患者さんを癒す立場の医師や歯科医、生徒さんを前向きに成長させ、成績が上がるように指導をする教師、美しい立ち居振る舞いのマナー講師、パーソナルカラーや骨格でセルフイメージ診断をし、美変化に導くイメージコンサルタント、ストレスケア・カウンセラー、ヨガ・ピラティス講師、エステティシャン、声楽家、管理栄養士などです。皆さん、キラキラ輝いていてやる気、元気、希望に満ちエネルギッシュ。四大元素でいうと、風、火、土、水の風と火

（五行でいうなら木、火、土、金、水のうち木と火）の二面性を持った気質です。

風（木）は臓器でいうと肝臓、胆嚢《たんのう》を表わし、ダメージを受けると酸味のものを欲します。そのような精神状態だとネイビーや空色を着て心を落ち着かせたり気持ちをクールダウンさせたくなります。

火は真夏の猛暑、カンカン照りの状態です。赤い情熱の色や派手な色を着たくもなります。心、小腸を表わし、気力の出ないときは苦味のあるものが欲しくなります。消化力がないのに、韓国料理、タイ料理、メキシカン料理といった辛いもの、イタリアンでもタバスコや唐辛子、コショウをゴリゴリふり、すっぽんスープなどを食べて内臓に無理をさせ、めまい、吐き気、息切れをおこし、口呼吸の浅い呼吸になって免疫機能の低下が起こり、食欲減退がひどくなり口臭や体臭がきつくなります。自宅のベッドルームへの階段を上るのがしんどくなって倒れこんで眠る人もいます（私も一時この状態でした）。質の良いご飯をちゃんと食べ、たくさん睡眠をとっているのにだるくて仕方ないという方もいます。

この二面性を持つタイプの方は、不思議とジャスミン茶、緑茶をよく飲んでいます

（晩夏から初秋の疲れすぎに多いケースです）。気力が出なくて無理にバナナやおむすびを口にしている方は気の力が弱ってしまって排泄《はいせつ》も滞りがちです。

気力が低下したときは、あずきを4時間ほど水に浸け、戻してあずきの浄化作用物質サポニンをじっくり抽出しながら白米と一緒にゆっくりコトコト煮たあずき粥で、気力の回復と排泄機能の正常化を試みましょう。

それでも気力が出ず、自分をだめだと責めてしまうような状態になったときは、酸味のある梅干入りの白湯を思う存分飲み、3日程内臓と身体を休め、心を休める必要があります。テレビもラジオもパソコンからも遠ざかり、音楽も静かなもののみで脳を休め、腸を休めると、心が安らぎ改善も早くなります。

気質は、誰しも年齢、季節、気圧に変化していくつかが融合します。次ページからのチェックリストで今のご自分の状態をチェックしてみてください。

四大元素と気質について

中国、インドには五行説五大元素の考え方があるように、古代ギリシア時代からのヨーロッパのハーブ、土壌、天文学、スパイス、食の取り入れ方には、四大元素思想が根本にあります。これは、ヒポクラテスにより理論化されているもので、プラトン、アリストテレスもこの理論を用いており、西洋医学の礎にもなっています。アロマテラピーもこの理論に基づいています。

四大元素では風、火、土、水に分けますが、風は土を緩める、身体にたとえると筋肉と心を柔軟にする(活動)、火は身体の水分を火照らせ蒸発させる(活性)、土はグラウンディングさせてメンタルをしっかりさせ、変化や変調にぶれなくする(安定)、水は火を消して穏やかにする(鎮静)、とされます。

チェックリスト 今のあなたの気質は?

今の状態に当てはまるものにチェック(✓)を入れてください。風、火、土、水のうち一番多いものが、あなたの今の気質です。

◉ 体格

太りやすい	風	✓
中肉中背	火	✓
痩せ型	土	✓
むくみやすい	水	✓

◉ 爪

白っぽい/割れやすい	風	✓
赤みがある/整っている	火	✓
丈夫である/大きい	土	✓
二枚爪	水	✓

◉ 皮膚

乾燥しやすい	風	✓
あぶらっぽい	火	✓
ホクロが多い	土	✓
しっとりしている/冷たい	水	✓

◉ 毛髪

髪がうすい	風	✓
生え際が不揃い	火	✓
生え際が揃っている	土	✓
額が広く見える	水	✓

◉ 目つき

視線がよく動く	風	✓
目力がある	火	✓
焦点が合っていない（目を合わせない）	土	✓
柔らか	水	✓

◉ 気温の好み

涼しいほうが好き	風	✓
寒いのが好き	火	✓
どちらでも良い	土	✓
暖かいほうが好き	水	✓

◉ 歯

歯並びが良い	風	✓
犬歯が鋭い	火	✓
大きくて白い／丈夫	土	✓
歯並びが悪い	水	✓

◉ 食欲

お腹がすくとイライラする	風	✓
食べることが大好き	火	✓
お腹いっぱい食べるのが好き	土	✓
少量をこまめに食べるのが好き	水	✓

◉ 味の好み

辛いものが好き	風	✓
しょっぱいものが好き	火	✓
酸っぱいものが好き	土	✓
甘いものが好き	水	✓

◉ 口腔内

乾きやすい	風	✓
粘膜感がある（ネバネバしている）	火	✓
口内炎ができやすい	土	✓
唾液が出やすい	水	✓

◉ 排泄

便秘しやすい	風	✓
ふつう	火	✓
出し切っていない感がある	土	✓
下痢をしやすい	水	✓

◉ 睡眠

眠れるし、寝るのが大好き	風	✓
暑くなければ睡眠が取れる	火	✓
眠りが浅い	土	✓
いくら寝ても寝たりない	水	✓

◉ 話し方

早口になりやすい	風	✓
話がうまい	火	✓
ゆっくり穏やかに話す	土	✓
話すのが苦手	水	✓

◉ 持久力

瞬発力はあるが持久力はない	風	✓
あるほう	火	✓
意味があると思えば発揮する	土	✓
あまりない	水	✓

◉ 適応力

適応するまでに時間がかかる	風	✓
何にでも適応しやすい	火	✓
適応するものを選ぶ	土	✓
適応するのが苦手	水	✓

◉ 社交性

社交的ではない	風	✓
友達になるのが早い	火	✓
相性を見極めてから仲良くなる	土	✓
一度仲良くなると長続きする	水	✓

◉ 気分

変わりやすい	風	✓
イライラしやすい	火	✓
安定している	土	✓
不安になりやすい	水	✓

◉ 理解力

理解力が無い	風	✓
理解したつもりになることが多い	火	✓
理解が早い	土	✓
理解は遅いが忘れにくい	水	✓

✓ チェックを入れた数を記入してください。
チェック数が多いものが今のあなたの状態です。

風	火	土	水
個	個	個	個

気質は複合していることが多いので、2つ以上の気質に多くチェックが入った方は、複数の気質の特徴を見るといいでしょう。次のページからは、それぞれの気質の特徴を挙げていきます。

風の気質

特徴

春に体調を崩しやすい。木星の動きに左右されやすい。

思想、コミュニケーション能力に長《た》けていて社会に最も対応できるタイプ。楽観主義で感情表現が苦手。みずがめ座、ふたご座、天秤座生まれに多い。年齢層は22歳までに多く見られる。

不調状態

自信がなくなって意気消沈、夢見が悪い、吐き気、アレルギー反応、酸素不足からの鉄欠乏性貧血、動悸、息切れ、疲労が起きやすい。骨や爪がもろくなり、髪が傷む。肌荒れ、喘息《ぜんそく》。咳、便秘、不眠症、精神疾患。

解消法

水分摂取を意識して、全粒雑穀、葉野菜を食べる。温かいお風呂やミストサウナでリラックスして良質なオイルを多めにとり、みぞおちを柔らかく胃腸のぜん動運動をさせること。オイルマッサージなどで身体の湿度を維持すること。乳製品を食べること。ブルー色の食材やブルー色の視覚がメンタルの安定につながる。

アロマはオレンジ、クラリセージ、ネロリ、マンダリン、ペパーミント、ベルガモット、ラベンダーがおすすめ。ハーブはアニスシード、キャラウェイ、セージ、タンポポの根、チコリ、リンデン、レモングラスが合う。

火の気質

特徴

夏に体調を崩しやすい。太陽と火星の動きに左右されやすい。

情熱的で熱心、エネルギーに溢れ直感力が優れている。精神的、哲学的目標を追求する傾向にあり、日常のありふれた世界よりも、現状を打破して社会的な新しいものを作り出すエネルギーに満ち溢れている。エネルギーコントロールと他人への思いやりが課題となる。牡羊座、しし座、いて座生まれに多い。年齢層だと22～42歳に多く見られる。

不調状態

寒さに弱い、消化不良でみぞおちが硬い、免疫力が低下、筋緊張(こむらがえり、顔面神経痛)、血液が酸性に傾くことにより糖尿病の可能性が高くなる、元気がない、食欲減退、顔面蒼白、血行不良、発熱、かゆみのある湿疹、乾燥、ほてり、眼精疲労、目の充血、心・肝臓疾患、腎臓疾患、胆嚢疾患。

解消法

日向《ひなた》ぼっこや散歩をして筋肉を柔軟にするヨガやストレッチを意識する。とうがらし、カルダモン、シナモンが入った温かくて刺激の強いものを食べて蒸しタオルで朝晩、顔、首の後ろ、胸腺を保湿する。ウーロン茶、ジンジャーティー、ペパーミントティーを飲むこともおすすめ。青や緑色のものを食べ、身につけ鎮静させて睡眠をしっかりとることを心がける。

アロマはフランキンセンス、ミモザ、ローズマリー、ジュニパー、マジョラムがおすすめ。ハーブはオリーブ、オレンジピール、緑茶、コリアンダー、ジンジャー、セロリ、バジル、サフラン、ネトルが合う。

土の気質

特徴

秋に体調を崩しやすい。土星や水星の動きに影響されやすい。

目標や境界を常に設け思想的、計画的に実行してゆこうと意識する人が多い。悲観主義に傾きやすい。逆境でも感情を出さず冷静さを保つが、ネガティブな感情へは論理的分析をして理解するドライ派である。熟考し、合理的で実務的な仕事に向いている。孤独、天才肌が多いとされる。間違い、失態、バカなことをする、本来の自分を見せることを良しとしない。山羊座、牡牛座、おとめ座に多い。年齢層だと43〜63歳に多く見られる。

不調状態

社会的適応力の欠落、衰弱、慢性胃腸炎、睡眠不足、自殺願望、悪性腫瘍、肥満、脳疾患、認知症、ひきこもり、乾燥、呼吸器疾患。

解消法

土仕事、庭仕事、外での運動をする、陶芸や花を活ける、木彫りなどもおすすめ。根菜類を食べることで精神の安定を図る。睡眠不足を避け、時々スパイシーな食べ物も意識して食べる。社会的適応を心がける。胃腸停滞感、みぞおちの冷え、こりには十分気をつける。オレンジ、茶、黄色を身につけたり、食べると良い。

アロマはカカオ、タバコの葉、イモーテル、クローブ、サイプレス、シダー、パイン、ヤロウ、ローズウッド、ローズ、ローレル。ハーブはオートムギ、ホーステール、トウモロコシのひげ、スプラウトなどが合う。

水の気質

特徴

冬に体調を崩しやすい。月と金星の動きに影響されやすい。

流動的、適応力があり、ともすれば自己犠牲になりやすい。素晴らしい力量と深遠さも備えており、感情に対して重きを置いている。感受性が強く思いやりに溢れ聞き上手で人を癒すことに喜びを感じる。周りに影響されやすく自己主張に欠けるので自分に素直になることが大切。自分が何者か不安になると迷走してしまう。魚座、蟹座、蠍座生まれに多く、年齢層では64歳から上に当てはまることが多い。

不調状態

喉の渇き、脱水状態、生理痛、不眠、記憶力低下、無感情、冷えが根本的原因の内分泌疾患、婦人科疾患、耳鳴り、自律神経疾患、鼻炎、動脈閉鎖症、リンパ腫などに陥りやすい。自己免疫疾患、血液疾患、貧血は特に注意。

解消法

運動、入浴をしっかりして排泄能力を高めること。生もの、塩辛いもの、甘いもの、肉、スナック類は極力避ける。音楽に耳を傾け、人と交流を持つことを意識する。しっとりした水分のある汁物、にんにくなども意識して食べ、白湯、野菜ジュース、ラズベリーティー、ローズティー、エルダーフラワーティー、ハイビスカスティーなを飲み、ピンクや淡い色を身につけたり、食べたりすると良い。えんどう豆、ラズベリーなど小さく実になる食べ物もおすすめ。

アロマはアンジェリカ、イランイラン、パルマローザ、ワイルドカモミール、チュベローズ、アイリス。ハーブはカルダモン、タイム、ジャスミン、スペアミント、ラズベリーリーフ、レモンピール、ハイビスカスが合う。

ひとさじのはちみつ入りのハーブティーと、ヘナの薬草風呂で、質のよい睡眠を

自分の身体を健やかに保つには、質のよい食事と同様、質のよい睡眠が大切です。漢方、薬膳的には質のよい睡眠のためには、**朝はメラトニンホルモンを分泌させる熟したバナナ、乳製品（ヨーグルト）、なつめやし、グレープフルーツやレモンなどの柑橘を食べ、夜は玉ねぎ、ながいも、大和芋、ゆりね、蓮根、クコの実**を食べるとよいと言われています。

フランスでハーブとアロマを学んだときは、よい睡眠のためには、**エルダーフラワー、ネトル、カモミール、ラベンダー、リンデンなど**がよいと言われました。

私の場合は、**春から夏頃までは、はちみつと共にリンデンティー**を飲んでいますが、**気温が下がってくる秋からはラベンダーティー**が身体に合うようです。ハーブティーを飲む前には入眠儀式を、遅くても眠る1時間半前から行ないます。入眠を穏や

かにし、爽《さわ》やかに目覚められるよう、寝室を心地よい落ち着く空間にします。パソコンやスマホの電源を切り、照明はベッド脇のライトと台所の小さな白熱灯のみにして、静かなクラシック音楽を流し、ハーブティーを淹れるのです。

そのハーブティーに非加熱のはちみつを小さじ1程度溶かして入れ、入浴前に飲んでいます。虚弱体質にもかかわらず気力で動いて無理に物事を達成させようとする私の気質に、ラベンダーの香りは優しく作用し、グラウンディングした状態でゆったり入浴できるのです。

湯船には、岩塩大さじ4、重曹大さじ4、柑橘を皮つきのまま輪切りにしたもの4枚、オーガニック琉球ヘナの葉（もしくは、ヘナの粉大さじ1）を袋に入れて、夏は39℃、冬は41℃の湯温にします。湯船に浸かっている時間は10～15分。じわっと心地よい汗が出てきた程度で上がります。ヘナの葉は身体の芯から温めてくれるハーブです。

洗髪も浴槽の湯でざっと洗ってから、上がるときにシャワーを使うようにしています。節水にもなるし、せっかくの薬草風呂ですから頭の上からざばっとかけてデトックスさせて有効的に使っています。

質のよい睡眠を得るために、私は必ず、部屋着ではなくパジャマを着て寝ています。寝ているときの汗の吸収と肌にストレスをかけない生地と素材がポイントです。素材は、一年をとおして、麻、シルク、オーガニックコットンで、寝具も同様の素材のものにすると、身体が緩み熟眠できます。

十月十日《とつきとおか》、私たちは母親の母胎の羊水《ようすい》という名のお風呂の中で、生体機能を作り、循環させることができるようになってから生まれ出てきました。ハーブティーと入浴でしっかりその日の心と身体のデトックスをし、翌日生まれたての気分で目覚め、爽やかに1日を過ごせることが、幸せの始まりだと思います。

疲れているときは、くちなしの花の香り。日本古来の香りは生きる力を引き出す

人間と香りは切っても切れない関係があります。古代エジプトでは神への捧げ物として宗教儀式に使われてきました。日の出はフランキンセンス。昼間はミルラ、日没はキフィを焚《た》いていたそうです。消臭、抗菌として多くのハーブやスパイスが使われ、ミイラの製作にも使われました。クミン、セージ、シナモン、カルダモン、ターメリック、ローズ、クローブ、月桂樹《げっけいじゅ》……日本でも仏前でお香を朝晩焚いてお経をあげますよね。伽羅《きゃら》、白檀《びゃくだん》、沈香《じんこう》、丁子《ちょうじ》など。小さな頃、菩提寺《ぼだいじ》の真言宗《しんごんしゅう》の住職さまに何故、お経をあげるときに線香を焚くのか尋ねたことがありました。答えは、線香を焚いて成仏を願うと、亡くなった方が極楽浄土に辿り着く長い道のりの疲れが癒《い》えて魂の滑りが良くなる、とのことでした。

そのことを祖母に話したら、日本にも古来、薬草として、香りが特徴の草花が使わ

れてきたことを教えてくれました。祖母は、春に森へ連れて行ってくれ、山菜採りをしながら、よもぎの香りを嗅《か》ぎ、その効能を話してくれ、またお灸《きゅう》のもぐさがよもぎの裏の綿毛を集めて綿状にしたものであること、お灸はツボを刺激して血をきれいにし、身体を温めるためにするということ、切り傷の場合によもぎの葉をあてると止血作用があること、よもぎはヨーロッパではハーブで使われ、緑の成分に抗酸化作用があること、食物繊維が多いので草餅をはじめ和菓子にするときはすり鉢で繊維を切るのに一苦労すること、そして栄養豊富だということも教えてくれました。

祖母の庭には一面に、川芎《せんきゅう》や車前草《しゃぜんそう》、芍薬《しゃくやく》、山椒《さんしょう》、へびいちご、はまなす、キクイモ、ヘチマ、クロモジ、三つ葉、せり、くちなし、金木犀《きんもくせい》があり、アロエは鉢植えで、どれも自由に手に触れ香りを嗅ぐこともできました。

どうやら私の御先祖さまに植物学の専門家がいたようです。

先日、岐阜県群上《ぐじょう》市にある母袋《もたい》有機農場に視察という名の「香りの癒《いや》し旅」に行きました。自社農場で育てた有機オーガニック農産物で、食べられるくらい安心で安全な天然芳香100パーセントの化粧品を作っている「ネオナチュラル」さんの農場です。

有機ラベンダーを収穫し精製した精油と、農場で採取したヘチマ、ミントで化粧水作りをしたのですが、もうそれは言葉にできないくらいの気持ちのいい香りで、数年間の疲れ切っている私の身体の癒しになり、作業中の茣蓙《ござ》の上で何度も横になって眠りたいと身体が叫んでいるようでした。

グレープフルーツの皮の香りでしゃきっと爽快感を感じる人もいれば、くちなしの花でほっとするという人がいるように、人にはそれぞれ自分の身体に添う香りがあり、その香りによって生体機能を改善しやすくなるのです。

そのとき毎月兵庫県で開催している関西教室の生徒さんで、歯科医の男性が、くちなしの花を握りしめていました。帰りにお声かけすると、昔のクリニックの窓辺からこの時期になるとくちなしの花の香りが舞い込んできてホッとしていたのを思い出す、というのです。

「くちなしの花にはクロセチンという抗酸化成分があり、血流を促す働きがあります。体内で発症した炎症性エイジングの活性酸素を減少する働きがあるんです。体内に老廃物が溜まり、疲れ果てているときに欲する香りなんでしょうね。そのほかにゲニポサイドという成分に、血圧を下げたり、痛みを鎮《しず》める作用があります」とメールでお伝えしました。

日本の伝統的な薬草の薬膳的効能

フランスでアロマ、ハーブを学び、中国で漢方の元となる生薬を学び、現在も薬草の知識を得て、身体を癒す香りの効用を日々体感しています。

特に土壌の力をダイレクトに得て、ストレスなく育った日本の伝統的な農産物が発する芳香は、身体の芯から生命力をいただけます。昔から、日本で癒しや家庭の薬箱に身近にあった香りの効能を紹介しましょう。これらは漢方薬局で入手できます。

くちなし 生薬

漢方ではくちなしを山梔子《さんしし》といいます。喉の閉塞感をとりのぞき、身体にこもった熱を追い出す働きがあります。夏風邪の生薬として使われてきました。

へちま 生薬

昔から美肌水と言われ、ほとんどが水分で、利尿作用のあるカリウムを含んでいます。食物繊維が豊富で、しかも水溶性、不溶性両方の繊維を持っています。干してお肌の手入れに使ったりしますし、最近では犬の歯垢《しこう》除去用として、遊びおもちゃに加工されているほどです。へちまには配糖体の一種であるサポニンという成分も含まれています。サポニンには水に溶けると泡立つ特性があって去痰作用、溶血作用もあり、肌につけることで潤い、すこやかに保つといわれています。薬用として洗剤にも使われています。

川芎（センキュウ） 生薬

温性の働きがあるセリ科の一種で根を用います。フランスをはじめヨーロッパではラビジといわれ、底冷えする冬の煮込み料理に使います。中国では13世紀終わり頃から下半身に滞《とどこお》った気を上に上げる働きが注目され、婦人科疾患（月経異常など）や虚血性心疾患の治療にも使われました。肝機能改善や風邪のひきはじめの頭痛、リンパ腺、喉の痛み止めに飲むと良いとされています。

車前草（しゃぜんそう） 生薬

肺を潤す働きがあり、若干の苦味と煮出すと甘みのあることから昔から喘息の薬としてはちみつを入れて飲んでいたそうです。種子には腎機能を整える働き、利尿作用、むくみをとる作用があることから腎盂腎炎、膀胱炎にも良いとされてきました。

芍薬（しゃくやく） 生薬

その甘い香りから五月のバラとも呼ばれています。女性の末端冷え性の改善や、更年期障害、生理痛、慢性胃腸炎、老化防止、筋肉のけいれん、こむら返り、産前産後の諸症状、神経痛にも良いとされ、当帰《とうき》と合わせてよく処方されています。

山椒（さんしょう） スパイス 生薬

柑橘の一種です。山椒は小粒でもぴりりと辛いということわざがありますが、山椒は、芽、実、花すべてが香辛料や漢方としても使えるすぐれものです。『日本書紀《にほんしょき》』では椒《はじかみ》として紹介されています。熱性の働きがあり、下痢止め、胸のむかつき、消化促進の働きはもとより、サンショオールという成分が大脳に刺激を与え脳代謝、および内臓機能の改善や、殺菌・抗菌作用もあることから虫下しとしても使われてきました。夏冷えを改善する働きもあります。

へびいちご ハーブ

そのまま生で食べるのではなく、焼酎につけて虫刺されやウルシ科の植物のかぶれの治療薬として使われてきました。葉、根は乾燥させて煮出して、利尿剤、骨盤内の瘀血《おけつ》を取り除くハーブティーとして飲んできたようです。

はまなす　ハーブ　生薬

バラ科の低木で、日本のローズと呼ばれ夏に赤い花を咲かせ、果実は食用としてジャムやオイルに精製されてきました。花は化粧水の美肌成分として、また最近ではお茶として使われています。ビタミンC、抗酸化成分ポリフェノールが豊富で、貧血を解消し、瘀血をとりのぞく働きがあります。甘く芳醇《ほうじゅん》な香りには、リラックス作用や気の巡りを整える作用があります。

キクイモ　ハーブ　生薬

主成分は食物繊維の一種であるイヌリンです。イヌリンには中性脂肪を分解させ、スムーズに糖質を排泄させる働きがあることから、キクイモは糖尿病に良いとされ、天然のインシュリンといわれてきました。腸内環境も整えてくれますし、最近では脾臓機能を高め肝機能を改善する作用があることもわかっています。正常に血液循環がされることから各臓器が順調に動き出すよう促す作用もあるようです。

クロモジ（黒文字）　生薬

茶道でも使う高級楊枝の材料です。クスノ

キ科で、長野県中央アルプスには天然のクロモジが多く群生しているそうです。独特の香りが脳の疲れ、不眠症、不安、恐怖をおだやかに和らげてくれます。リラックス効果もあるので、スポーツ後や日々頑張っていて夜緊張がとれない興奮状態の場合にもよいでしょう。クロモジ茶などで手軽に摂取することもできます。芳香蒸留水にするととても香りがよく、お肌に使うと傷の治りを良くし、美白、黒ずみ改善、保湿の作用もあります。

三つ葉 生薬

薬膳でも肝臓、脾臓、肺を経由して瘀血や気滞をとりのぞく温性の和ハーブです。糸三つ葉は通年栽培されているので季節を問わず使えます。香りの素、クリプトテーネンとミツバエンという成分は、気分を和ませる作用や鎮静作用があります。肩こりや肌荒れにも効果があります。食べる際は香りが飛ぶので、必ず直前に刻むようにします。

せり 生薬

漢方、薬膳では風邪の熱をとる食材として昔から使われてきました。私自身、昨夏は身体にこもった熱をとるために、せっせと食べていました。水分代謝をよくするほか、ビタミンA、鉄、カルシウム、カリウムを多く含んでいるので血液の成分を正常化させ、ストレスを緩和する働きがある和ハーブです。

金木犀（きんもくせい）

ハーブ　生薬

薬膳では桂花《けいか》といわれ、温性の働きがあり、みぞおちから胃腸をしっかり温め、気の巡りをよくする温中散寒の効果があるとされてきました。また、精神をリラックスさせ、胃腸をしっかり正常に動かし、脳に働きかけて質のよい睡眠を呼ぶといわれています。はちみつと花を炊き込んだ蜂蜜桂花《けいか》飯、金木犀の花を白ワインに漬け込んだ桂花陳酒《ちんしゅ》があります。

伽羅（きゃら）

生薬

沈丁花《じんちょうげ》科の木が湿地帯にたまり数世紀から数千年かけて酸素に触れずじっくり発酵した、発酵ハーブです。甘、辛、酸、苦、鹹《かん》の五味がすべて含まれており、身体の隅々まで浄化・鎮静させる効果・効能があります。私は毎日朝晩、伽羅のお香を焚き、鼻腔からゆっくり吸って口からゆっくり吐くことで身体の隅々までリセットし、本来の味覚、臭覚等の五感を調《ととの》えます。

白檀（びゃくだん）

ハーブ　生薬

サンダルウッドといわれ、インドでは紀元前5世紀から高貴な高木として採取され宗教儀式に使われてきました。老山《ろうざん》白檀、マイソール産のものが最高級とされていてインド政府では伐採規制をかけているほどです。鎮静、不眠・興奮・精神疲労の除去、抗菌などの作用があります。熱を加えなくても精油の成分が十分に芳香してくれるので香ぶくろや扇子、和紙に練り込んだ名刺香、トイレットペーパーに加工されています。我が家では白檀の香りがするトイレットペーパーを使用しています。

沈香（じんこう） 生薬

東アジア湿地帯の沈丁花科の樹木の老木に、なにかのきっかけでバクテリアが付着し、増殖して熟成されたものといわれています。そのバクテリアの真菌が長年、時間をかけて抗菌剤の役割を担うということで、戦国時代は兜《かぶと》や鎧《よろい》の虫干し、汗取りとして使われるほか、鎮静作用があることから戦の前に精神を安定させるために焚いていたそうです。生薬としても使われ喘息、嘔吐、胃腸の冷え改善、下半身の冷えとりなどの作用があります。

丁子（ちょうじ） スパイス 生薬

クローブとも言われます。紀元前には口臭予防ハーブとして虫歯の部位に挿したりして使われてきました。インドネシアが主な原産地です。独特な香りが特徴でチャイに欠かせないスパイスともいえるハーブです。丁子油に含まれるオイゲノールには、殺菌、鎮静、麻酔の働きもあります。芳しい香りが自律神経の乱れによる偏頭痛や胃腸の不具合（ガスだまり、腹部停滞感）、女性の更年期障害や生理不順、血《ち》の道症《みちしょう》の瘀血をとりのぞくので、漢方薬としても使用されます。私は、豆乳400cc、ほうじ茶大さじ1、丁子4個、シナモン少々、八角1個、クミンシード小さじ1を鍋に入れ、じっくり弱火で抽出させたほうじ茶チャイを飲んで血の巡りを維持しています。

今回ご紹介した香りは、わざわざ精油で購入しなくても四季折々、生活の中でなにげなくふれる香りやスーパーで買えるものがほとんどです。手に入らなくても、野山や大きい公園で森林浴ができます。先ほど紹介した「ネオナチュラル」さんでは年に数回、都内で自然観察会として芳香浴の体験会も行なっています。財団法人・日本自然保護協会さんと協力してネイチャーガイドつきの丁寧な説明で体感できます。太陽と風と地、水を感じながら香りの作用で癒されるのもおすすめです。私も春に参加し、クロモジの匂いやクスノキの香りにとっても癒されました。

3章

胸やけや浅い眠り、だるさも食事でコントロール

風邪を引きやすく、引くと治りにくい体質を変えたい

身体は本当に素直で正直です。

考えてもしかたない、必要のない心配に苛《さいな》まれていると、ガクンと免疫力が下がり、悪寒を伴う風邪を引く。環境の変化などで安心感を持てない日々が続くと、鼻水、目のかゆみから高熱が出る。

過去の失敗への後悔や、新たに始めることへの不安から、呼吸器が炎症を起こしリンパ腺《せん》がパンパンに腫れてしまったり、腰痛が出る。神経質になり些細《ささい》なことまで気になる状態が続くと頭痛やめまいが起きたり、お腹《なか》がゆるくなって風邪を引く。

忙しくて、外食やコンビニなどの惣菜やお弁当で食事を済ませる日々が続くと、肌荒れから始まる風邪を引く。やらなければいけない仕事が山積みで、精神的に気を張り、睡眠がとれず疲れ果てて発熱する。引いた風邪が治りづらい。

これらは、風邪を引きやすいという受講生の方を対象に「前回風邪を引いたときは

どんな状況だったか？」と質問した際の回答です。

日頃、食べものに気をつけていたのにもかかわらず、風邪を引いた経験があるという方は少なくありません。どんなにいい食を日頃とっていても、心が元気で免疫力がないと免疫細胞は増えないと私は思います。日々の出来事や環境に、異物感・違和感を感じると身体が防衛反応として免疫系白血球を変異させるため、不調となって現われるのです。特に、腸内環境が優れず悪玉菌が多い場合は、てきめんです。

気に病むことから卒業しましょう。自己防衛を解放させましょう。恐れや心配は天に委《ゆだ》ねてみませんか。日々、自分ができることを一つずつ寛容な気持ちで取り組んでいけば、あなたにとって必ず最高の結果がもたらされます。心を柔軟にし、穏やかにリラックスする時間を一日の中に盛り込む、自分と周りとの関係に振り回されることなく、明るくその日その時を過ごす。期待や思い込みをやめてみる。このように考え方を変えると、口から入った必要で適切な良い食事が小腸でまんべんなく吸収され、免疫細胞の数が増えていきます。免疫細胞が増えると、活性酸素の攻撃から守ってくれるようになります。免疫細胞の働きが高まると必然的に風邪を引きづらい体質へと改善されていくのです。

そうした体質になるには、胃腸を温め食べ物を吸収しやすい環境にすることが大切です。食事の30分前に飲む白湯にはその働きがあります。**免疫細胞の数を増やしてくれる食材にキャベツ科のものやバナナがよく挙げられます。**バナナに含まれるオイゲノールという香り成分が強いほど免疫細胞が増えるというデータもあります。バナナの香りが強くなるのは、黒い斑点が現われて完熟した状態です。

バナナを使った簡単なレシピをご紹介しましょう。

心穏やかに免疫細胞を増やす風邪に無敵ポタージュ

● 材料（4人分）

バナナ……1本
玉ねぎ……1個（みじん切り）
キャベツをみじん切りにしたもの……1カップ
干ししいたけ……2個（カップ1の水で戻しみじん切りに）
プチトマト……1個（半分に切る）
塩……少々
豆乳……300cc
オリーブオイル……大さじ2

● 作り方

01. 鍋に玉ねぎを入れ、塩うちしながら弱火でじっくり乾煎りする。

02. 玉ねぎが薄いきつね色になったら、しいたけを入れ、さらに塩うちしながらじっくりと乾煎りする。

03. 香りが出たところでバナナを手でちぎり入れてさっと混ぜ、オイゲノールの香りを立てる。

04. オリーブオイルを注ぎ、キャベツを入れ、さらに塩うちをして、酵素を壊さないよう弱火で水分を出す。キャベツがしんなりしてきたら、しいたけの戻し汁を少しずつ注ぎ、すべて注いだら3分ほど煮る。

05. 豆乳を注ぎ、さらに4分ほどかき混ぜながら弱火で煮る。火を止め器に盛り付け、プチトマトを添えて出来上がり。

免疫力を上げるバナナとにんじんのポンデゲージョ

● 材料（4人分）

オートミール……10g（細かく粉砕しておく）
白玉粉……90g
バナナ……1本
（弱火で塩を振って水分を飛ばしペースト状にしたもの）
にんじん……大さじ3
（極小のサイコロ切りにし、塩もみしておく）
豆乳……90g
塩・こしょう……各少々
卵黄……1個分
オリーブオイル……小さじ1
ブルーチーズ……小さじ1（みじん切り）

● 作り方

01. ボウルにオートミール、白玉粉、豆乳を入れ、耳たぶくらいの固さになるまで捏ねる。

02. 塩・こしょう、卵黄、バナナ、オリーブオイルを加えてさらに捏ね、にんじん、ブルーチーズを加えたら均等になるように捏ねる（ゆるければ白玉粉を足してもよい）。

03. 捏ねた生地を少し寝かせる。

04. オーブンの天板にオリーブオイルを塗り、190℃で20分程度焼く（トースターの場合は最初の10分は生地の上にアルミホイルを掛け、ホイルを外してさらに20分焼く）。

05. 焼きあがったらパンの表面にオリーブオイルを塗って出来上がり。

免疫細胞活性に
バナナと舞茸のブイヨン

● 材料（4人分）

大根……7cm程度
（1cm程度の輪切りにして塩を振り、
焦げ目が付くまで弱火で煮る）
バナナ……2本
ジャガイモ……3個（皮ごと半分に切る）
舞茸……1房（小分けにする）
あさり……200g程度（砂抜きしておく）
砂肝……80g
水……約1000cc
塩……ひとつまみ
日本酒……200cc

● 作り方

01. 大根とジャガイモ、手でちぎったバナナ、砂肝を鍋に入れ、塩、日本酒を入れて弱火で煮る。

02. さらに舞茸を入れ、きつね色に変化して舞茸の香りが出てきたらあさりを投入する。

03. 水を入れて、じっくり弱火のまま1時間ほど抽出する。ざるで漉して出来上がり。

バナナと舞茸ブイヨンの砂肝のエスニックソテー

● 材料（4人分）

バナナと舞茸のブイヨンの大根
バナナと舞茸のブイヨンの舞茸
バナナと舞茸のブイヨンのジャガイモ（皮を除いて30ccのブイヨンでペースト状にする。潰れてきたらさらに30ccのブイヨンを加えてねっとりさせる）
バナナと舞茸のブイヨンのあさり
バナナと舞茸のブイヨンの砂肝

葛粉	大さじ1
（常温のブイヨン30ccで溶かしておく）	
梅酒	30cc
薄口しょうゆ	大さじ1
オリーブオイル	大さじ2
塩	ひとつまみ
コリアンダー	小さじ1
ガラムマサラ	小さじ1/2
ごま油	大さじ2

● 作り方

01. オリーブオイルをしいたフライパンに大根を入れ中火でじっくり焼く。火が通ってきたら舞茸を入れ、塩を入れる。

02. 香りが立ってきたらごま油を加え、あさり、砂肝を一緒に炒める。

03. コリアンダーを加えてなじませる。

04. 梅酒、薄口しょうを加え、じっくりと加熱する。

05. 汁気がなくなったところで溶いた葛粉を入れてよく混ぜ、ガラムマサラを隠し味として加える。

06. 皿に盛り、マッシュしたジャガイモを付け合わせに添える。

免疫力が落ちて夏バテになる前に

日頃、家事や適度な運動などで代謝熱を出すこともなく、入浴時も湯船にゆったりと浸からず、季節、外気温、内気温に体温を調節できない状態で、食欲にまかせて口当たりのいい冷たい食べ物や清涼飲料水をとり過ぎる。そのことにより、軽い風邪のような症状になり、めまいや頭痛、背中のこりにも似た鈍痛から食欲不振になる方が多くいます。口角炎、口内炎も伴っていると口腔《こうくう》内もカラカラ、胃の粘膜も疲れぎみで消化液が出づらい状況です。

身体全体の水分（津液《しんえき》）も枯渇しているので、力まかせに精のつくものを食べても、消化不良ですべて排出し、全身が少し震え脂汗《あぶらあせ》に近いものが出てくるという状態になります。あるいは、胃腸の機能が停滞してドーンと身体が重くなり、げっぷやお腹の張り、胃もたれが発生して、無意味にイライラするいわゆる夏バテ症状が出てきます。**免疫力が落ちる前に、あさり、ごぼう、らっきょう、パプリカ、オクラ、ミ**

ント、牛肉などをバランスよく、食べ過ぎずにとることが大切です。

中でも**夏の粘膜保護に重要な食材がオクラ。**涼性の働きで身体をクールダウンし、ペクチンとムチンのネバネバ成分が胃腸粘膜を保護してくれます。ベータカロテン、各種ビタミン、食物繊維を豊富に含んでおり、血糖値の上昇を抑える作用もあるので、糖質制限を意識されている方にもベジタブルファースト（最初に野菜を食べる）の野菜としておすすめです。疲労回復、滋養強壮の働きもある夏バテ予防食材です。

腸の調子を整えたいときは、2杯の白湯。すぐきの漬物やキムチも

皆さんは毎日規則正しい生活をされていますか？

運動不足、睡眠不足、昼夜逆転（陰陽反転）などで生活が乱れると、お腹の中のリズムも乱れ、腸が不機嫌になってしまいます。排泄《はいせつ》サインが出ているのにタイミングが悪くて我慢したり、おならをしたいのに我慢したりすると腸に負担がかかります。

余命3カ月の宣告を受けてから、私は食と身体、心について学びました。そして、知識の引き出しが増えていく中で、腸の働きのことを知り「自分はガンになるべくしてなったのだ」と深く納得しました。元々、胃腸が弱く消化吸収機能が低いところに、成長期にバランスの良い食事をとることができなかったため、腸が常に停滞ぎみで、便を押し出す力がなく、常に便秘だったのです。

皆さんはだいたい同じ時間に食事をとっていますか？　睡眠時間は何時間くらい確

保できていますか？　運動されていますか？　野菜は食べていますか？　発酵食品は食べていますか？　腸の調子が悪いなぁと思うときってどんなときですか？

薬膳では、腸の調子が悪い人は体質的な観点からみて、身体、心のストレスが強く、気の巡りが滞っていると考えます。

喉が詰まったり、お腹や胸が張ったり、眠れなかったり、わけもなく無性にイライラするときに、腸の調子が悪くなる**気滞タイプ。**

寝汗をよくかき、喉や口、目が乾きやすく、咳《せき》が出て肌が乾燥しているがゆえに腸も乾燥し、便秘になる**陰虚タイプ。**

手先、足先が冷えて身体がむくんでしまい水分が身体に溜まりやすく、おしっこの出が悪くなって、お腹が冷えて下痢になる**水毒タイプ。**

そして、元々、胃腸が弱く消化吸収機能が低く筋力が少ないのが、**気虚タイプ**ですが、その中には、私のように便を押し出す力（気）が弱く、出せないタイプの方もいます。

腸は腸神経と脳（自律神経）によって日々動いています。強いストレスを脳が感じると腸神経は敏感に察知して下痢になってしまいます。また、毎日不規則でストレスの多い環境に身を置いていると、自律神経の交感神経が常にアンテナを張り巡らせているため便秘になるのです。

腸の調子を整えるために、私の場合は、**朝2杯の白湯で水分を補給し、内臓を温め目覚めさせることを何より最優先にしています。**

規則正しい生活としては、夜何時に寝ても朝は7時に起きること。過度な睡眠不足はしない。夜、朝は湯船に浸かり身体と脳（腸）のON／OFFスイッチを切り替える。自分を追いつめない。自分を苦しめる環境に身を置かない。**寝る前、起きる前に必ずベッドで大の字になり、身体をゆらゆら程よく揺らしてから、4秒ほどかけて鼻から息をゆっくり吸います。**その後、滞りやもやもやした気分を吐き出すようなつもりで口からゆっくりと4秒ほどかけて吐き出します。この呼吸を数回繰り返すと、副交感神経が優位になり、腸がリラックスした動き（蠕動《ぜんどう》運動）を始めるのです。こうした習慣を取り入れ、毎日続けたところ、目覚めとともにすっきり出るようになりました。
穏やかなお通じは気の巡りが良い証拠。1日を気分良くスタートできます。
皆さんも、自分のできる範囲で取り入れてみてはいかがでしょうか？

腸には約1000種類、100兆個ほどの膨大な腸内細菌が生息していて、それぞれが草むらや花畑のように種類別にテリトリーを持ち密集していることから、腸内フローラまたは最近ではミクロビオータと呼ばれています。その花畑の重さは約1・5kg。100兆に及ぶ細菌の重さです。腸にこれだけの重さの菌が集中するのは、腸内細菌が酸素を嫌うから。低酸素の大腸は、腸内細菌にとってはまさにパラダイスのような環境というわけです。

腸内フローラを整えると腸の働きが良くなるといわれることから、腸を良くする食材として発酵食品がよく取り上げられていますが、一般的なヨーグルトやチーズは胃酸で菌が死んでしまうため、善玉菌のエサにはなるものの腸内の善玉菌にはなりません。**カスピ海ヨーグルトの菌、クレモリス菌FC株はどうやら生きて腸まで届く乳酸**

菌のようですが、すぐきの漬物やキムチも、熱や胃酸に強い発酵食品です。

生魚の酵素とグルタミン酸、食物繊維、良質なタンパク質も、腸内環境を整えるためには欠かせません。

胸やけには、炭水化物ブイヨンで煮込んだお粥《かゆ》

この本を手にしている方の中には、抗がん剤の影響で胸やけを感じている方もいることでしょう。私も、放射線治療後しばらくして抗がん剤治療を受けると、胸やけがひどく、それはそれはつらかったことを覚えています。胸やけは、胃酸過多になり胃酸が胃から食道に逆流して起こります。胸やけが嫌で、食事を抜く人がいらっしゃるかと思いますが、それは経験上おすすめできません。胃酸過多になった胃を空っぽにしておくと、胃酸により胃の粘膜が傷ついてもろくなり、胃が荒れてしまい炎症が起きてしまいます。

食事を抜けばエネルギー切れになり、ほかの内臓も動きが鈍くなるので体温も低下してきます。栄養があって消化の良いものを少量食べるようにしましょう。

私は治療を放棄し、食だけで身体を整えるようにしましたが、今でも高熱が出たときは、昔に受けた抗がん剤の匂いが鼻に蘇り、なぜか胸やけを起こして気持ちが悪く

なります。そういうときは、**豆乳、ヨーグルト、豆腐、バナナ、桃、メロン、卵黄だけのスクランブルエッグ、のり、煮魚**などをよく食べています。

また、胸やけしたときは、少量しか食べられないので、**炭水化物ブイヨン（ブイヨンに芋または、お米を入れたものを漉す）で、さっと洗ったお米をコトコト煮込んだお粥**は外せません。揚げ物や脂身の多い肉の脂肪は消化に時間がかかるうえ、胃液の逆流の原因にもなるので控えています。赤身の牛肉をエネルギー源として細かくし、食べやすくして使用します。

刺激が多いスパイスは使わず、身体の滋養を高めるスパイスを選びます。滋養を高めるスパイスには、たとえば、クミン（消化を助け胃腸の働きを整え滋養を高める）、ナツメグ（脾臓《ひぞう》、胃、肺の乾燥を防ぎ滋養を高める）、アニス（免疫力をアップさせ、抗菌性があり、血行障害を改善して滋養を高める）、ターメリック（肝機能を高めて滋養を高める）などがあります。

柑橘《かんきつ》、ベリー系は加熱し、香りの作用を治癒の材料として効果的に使います。コーヒーは控え、ミルクティーか豆乳ティーにしています。

胸やけに効く
パイナップルとミントのハーブティー

● 材料（4人分）

キャベツ……1カップ（みじん切り）
塩……ひとつまみ
パイナップル……1/4個（縦に切ってからみじん切りにする）
スペアミント……ひとつかみ（手でよく揉んで香りを出す）
水……約800cc
はちみつ……小さじ1/3（1杯に対し）

● 作り方

01. キャベツを鍋に入れ、塩うちしたら、しんなりきつね色になるまで弱火でじっくり加熱する。

02. パイナップルを加え、水分を出す。

03. 水分が出たらスペアミント、水を加えてよくかき混ぜ、弱火で6分程度加熱する。

04. ざるで漉して、コップに注ぐ。

05. スペアミント2枚（分量外）、はちみつを入れて出来上がり。

眠りの浅い方には、アスパラガスと大豆

年を重ねるごとに眠りが浅くなるという話をよくうかがいます。それには2つ原因があり、1つには眠るにもエネルギーが必要で、加齢によりその気の力が少なくなり眠りが浅くなるということ。もう1つは、定年退職などで規則正しい仕事生活が終わり、以前よりも外出が減って日光を浴びる時間が少なくなったことで、身体を休ませるメラトニンホルモンの分泌が減るということです。

身体は本当に正直で、日光を浴びると認識覚醒させるセロトニンが分泌されます。暗くなり日が落ちると夜だと判断し、睡眠にかかせないメラトニンホルモンが分泌されるのです。

その他、仕事や人間関係に過度なストレスを抱えていること、不規則な生活で食事もとらずに体内時計がずれていること、お酒を常飲していて寝酒をしたり深酒をしたりすることによっても、眠りは浅くなります。

私もアルコール覚醒作用のため眠りが浅くなると知ってからは、アルコールは楽しい仲間と美味しい食事を共にするときに少しいただき、睡眠の3時間前にはストップすることに決めました。入浴は眠る1時間前には終えておく。そうすると深い眠りと子供の頃のような朝の爽快さを感じることができます。

また、眠りの質は口呼吸か鼻呼吸かによっても左右されます。睡眠時無呼吸症候群の方（よくいびきをかく）は、口呼吸になり酸素不足で息苦しくなり目が覚めてしまうといいます。口呼吸で眠っていると口の中も乾いて口腔内環境も悪くなるので危険です。

一説によると眠りが浅くて昼間のパワーバランスが悪い人は午後2時くらいに15分から30分ほど仮眠をとると疲労感が抜けて頭がすっきりするといわれ、昨今都心でもハンモックカフェや仮眠カフェなどがあるほどです。

質の良い仮眠にはコツがあり、眠る前にコーヒーもしくは紅茶のカフェインをとると良いそうです。カフェインには神経伝達物質アデノシンを抑える作用があり、カフェインが血中に浸透するには15分から20分ほどかかるため、仮眠前に飲むと気分爽快で目覚め、疲労感も抜けるというわけです。

浅い眠りの方は日中でも疲労感が取れないと思います。肝臓、脾臓、膵臓《すいぞう》への負担も多いので血流が悪く、目の下のクマが取れにくくなったり、肌がくすんでいたり、目の充血が取れなかったりと身体に症状が現われます。消化器系の働きが滞り、ミネラル不足も見受けられます。

眠りの浅い方におすすめの食材は大豆とアスパラガスです。大豆は、良質な植物性タンパク質であり、胃腸機能を高めて、腸を整えてくれるほか、造血作用や疲労回復作用を高めてくれます。アスパラガスには消化器系の機能を高めて、身体の余分な熱をとり、喉の渇きを和らげる働きがあります。芽の部分に多く含まれているアスパラギン酸は代謝を促し、疲労回復や美肌効果があるので積極的にとるようにしましょう。また、辛みのある食べ物で刺激を少し与え、だるさを和らげるのもいいでしょう。

お腹の張りには

食べ過ぎ、飲み過ぎで胃腸に負担をかけると、消化不良からお腹が張ります。ガス入りのミネラルウォーターやビールも飲み過ぎると同じようにお腹が張ります。ほかにも食事の際に空気も一緒に飲み込むクセのある方は、食後にお腹が張って苦しくなることがあります。呑気症《どんきしょう》と呼ばれ、早食いでしゃっくり、げっぷ、おならが出やすい人が多いそうです。ストレスで鼻腔がつまりついつい口呼吸になっていたり、歯をかみしめるクセがあったりする場合や、話し方によっても空気を飲み込んでしまうそうです。

ほかにも女性の場合は、生理前になると子宮に水分や栄養を溜め込むため、腸が圧迫されて胃腸内の蠕動運動が停滞しやすく、老廃物が増えて悪玉菌が発生し、お腹のガス溜まりが発生しやすいのです。

ガスが溜まってお腹が張るときは、食材を少し変えてみましょう。豆科のものは一

祥伝社　ノンフィクション 2月の最新刊

余命3カ月のガンを克服した私が毎日食べているもの

再発させないためのレシピ50

髙遠智子

私が実践している日々の食事の工夫

◎野菜は、旬の7色を毎日意識
◎発酵食品のいただき方
◎憂鬱な気分が抜けないときに食べるもの
◎天気の移り変わりの不調には？
◎生きる力を引き出す「香り」とは？

心と身体がつらいとき、これを食べれば大丈夫。
料理教室の人気レシピを体調別に大公開

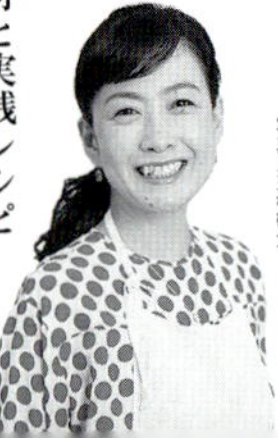

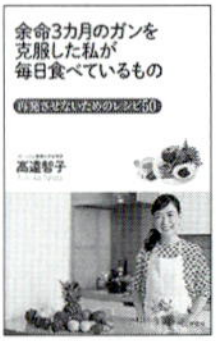

写真／玉村敬太

■小B六判ソフトカバー
■本体1380円+税
978-4-396-61639-7

好評既刊

余命3カ月のガンを克服した私が食べたもの 四季の食材と実践レシピ

正しい食事は90日で体を変えます。おいしくて、体に寄り添う料理の秘訣を大公開！　978-4-396-61552-9 ■本体1380円+税

ベストセラー『本能寺の変　秀吉の陰謀』、渾身の第2弾

本能寺の変　生きていた光秀

豊臣家を殲滅《せんめつ》せよ！

井上慶雪《けいせつ》

秀吉の奸計《かんけい》に嵌められた彼が復讐のために選んだ相手とは？

本能寺の変から三十三年後の慶長二十（一六一五）年、比叡山《ひえいざん》に一基の石灯籠が寄進された。そこには〝ありえない名前〟が刻まれていた……。

■四六判ハードカバー
■本体1600円+税

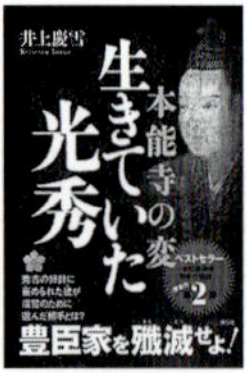

9784-396-61640-3

黄金文庫好評既刊

本能寺の変　**秀吉の陰謀**

明智軍が本能寺に到着した時、すでに信長の首は討ち取られていた――「羽柴秀吉こそが実行犯」を実証する。　978-4-396-31682-2 ■本体640円+税

部未消化の状態で腸に届く成分があるので、豆類をとるなら**豆乳かひきわり納豆**にしましょう。アブラナ科のブロッコリー、カリフラワーの食物繊維は、消化しづらいので、**菜の花やスプラウトのブロッコリー**に替えるといいでしょう。甘いものは控え、欲しくなったらはちみつ程度にし、肉は消化に時間がかかりバクテリアを発生させるので少し控えましょう。乳製品に含まれるラクトースはガスの原因ともいわれているので、牛乳を控え**100%生乳ヨーグルト、生乳のみで熟成されたチーズ**にしましょう。全粒粉、玄米は食物繊維が豊富でガスを発生させてしまうので、白米にしましょう。このように、取り入れる食材を少し変えることで、お腹の張りもおさまります。

朝からだるいときには

お天気が悪い朝、前日がんばりすぎてしまった翌朝、夢見が悪かった朝、夜中に咳き込んだり身体のしんどさで何度も起きたりした翌朝は、身体が重く起きるのがつらいですよね。こんな朝は、ゆっくり深い呼吸を3回して、窓を開け、家の中の風通しを良くしてから背伸びをしてみましょう。

熱めのシャワーで身体を覚醒させることもオススメです。シャワーの温水が適度な刺激になり新陳代謝を促し健やかな肌を保てます。シャワー後にご自身の好きな香りを身にまとい気分を上げることも大切です。**香りの作用で朝のだるさから立ち直ることもできます。爽やかなグレープフルーツ、レモン、日向夏《ひゅうがなつ》などの柑橘の香り、バジルのフレッシュな香り、リラックス作用のあるりんごの王林《おうりん》の甘い香り**、これらを朝のジュースやハーブティーでとるといいでしょう。

ずんと重い首こり・肩張り

姿勢の美しい友人に肩こりについて聞いたところ、「肩がこる人は頭を背骨の首の部分だけで支えている。こらない人は頭を背骨全体で支え、耳の穴から、肩、股関節、肘《ひじ》、ひざ、足首までを真っ直ぐ繋《つな》ぐように意識し、ピンと張っている。こっている人は、繋ぐ線が真っ直ぐではなく、首だけ出ていたり、肩が反《そ》っていたり、丸く前かがみだったりする」と教えてくれました。

本来、首の骨はゆるやかに後ろに反っているのが正常ですが、重い肩こりや首のこりがあると、カーブがなくなり、真っ直ぐになります。こうした状態をストレートネックと呼び、ストレートネックになると肩甲骨や背骨で深い呼吸ができなくなり、寝ているときに無呼吸症候群になったり、脳に酸素が行き渡らないため、頭痛になったり、気分が悪くなったりします。骨の配列が変化するのでその周りの筋肉組織すべてに負担がかかり、手がしびれたり、腕に痛みが出たり、喉がつまって炎症が起きたりします。

重い肩こり、首のこりがある場合は、肩甲骨を柔軟にし、骨盤を温めその周辺をもみほぐし、背骨に沿う筋肉をしなやかにすることがマストなのです。

身体の芯からの冷えには

身体が芯から冷えるとつらいものです。ひどくなると皮膚が乾燥し、爪が割れ、しもやけにもなってしまいます。

私自身、以前は平均体温が35・6℃で、芯から身体が冷えていました。ガンを食事のみで治すようにしてからは、30分の半身浴、酵素風呂、湯たんぽ、しょうが紅茶、靴下4枚ばき、腹巻き、ゲルマ温浴、岩盤浴などさまざまな対策をしてきました。

その中で現在も続けているのは、**腹巻きと朝晩のさっと一汗かくくらいの湯船に浸かることのみです。腹巻きも体温が低くなる睡眠前から起床後の3時間くらいまで**しか必要なくなりました。

この冬はカイロも一度も使いませんでした。カイロをやめた理由の一つは、身体が芯から冷えているときは、外から温めようとしても一時的な冷えとりにしかならず、末端から冷えてくるためやっても無駄ということ。もう一つの理由は、体内から燃焼させなければ、身体が温まらないと実感したからです。

その後、**拭き掃除、身体をゆらゆら動かす体操、ラジオ体操、散歩のいずれかをその日の気分で選択して毎日続けていったところ、次第に冷えを感じなくなりました。**

安静時に身体のどこから熱が生まれてくるかを調べたところ、1位が骨格筋、2位が肝臓、3位が脳、4位が心臓、5位が腎臓、(6位がありません)、7位が皮膚という結果が出たそうです。冷え性の人が必死に温めるお腹、足、首、手首ではないのです。

骨格筋は身体に沿って繋がっている筋肉です。身体全体の筋肉を有効に動かして温めることが、冷えの対策になるのです。鼻から息を吸い、酸素を隈なく身体全体に取り入れて二酸化炭素を口から吐き出す、深い呼吸をするのもいいでしょう。通勤のときに、1駅手前で降りて歩くのも非常によい運動になります。デスクワークの合間に、足首をぐるぐる回したり、足の指を一本ずつ動かして末端に血液を行き渡らせるのも効果的です。左右に肩をゆらしたり、手先の力を抜いてぶらぶら振ったり、両手の甲を合わせて腕を前方にまっすぐ伸ばしたまま上半身を左右に旋回するだけでも身体は温まります。

外から熱を加え一時的に温めるのではなく、身体を動かして自発熱で保温性を高めるのが本来の哺乳類の姿です。服装で経皮の体温調節を適切に行ないつつ、適度に身体を動かし、冷え対策の食事をとることで、身体の芯から温めましょう。

肌のくすみ、手の荒れ、乾燥には

最近、生徒さんから、「肌が乾燥し、シミが多く、手も洗剤で主婦湿疹になってしまっている。なんとか食事で改善できませんか?」といった問い合わせをよくいただきます。私の料理教室に長年通われている方の肌がきれいになったので、自分も試してみたいというのです。

食べ物によって、肌がてきめんに良くなった方の例をお話ししましょう。

彼女は現在、静岡で妹さんが経営する飲食店を手伝いながらゆったりとした生活をしています。年齢は40代半ばで、ご自身のパーソナルトレーナーさんから私のことを聞いたということで、今年の初めに、東京教室に申し込みをされてきました。

初回、彼女にお目にかかった際、私は正直驚きました。ハリはあるのに肌はどす黒く、シミは多数広がり、手は主婦湿疹でつらいらしく手袋をしていたからです。

彼女は、睡眠時間が不規則で、連続して睡眠がとれておらず、入浴はカラスの行水程度、アルコールが好きでついつい飲み過ぎてしまう日々を送っているとのこと。たくさん保湿してもすぐに乾燥してしまい、肩こり、腰痛があり、足のすねも乾燥している。アルコールの飲み過ぎで、身体が冷え切ってしまい、末端まで血流が悪く、お店の洗い物でさらに手先が冷えてしまっている。呼吸の仕方が一定でないので酸素を身体に取り込みづらくなっていて、そのため目が乾燥し、目の奥も熱く感じる、ということでした。

血の汚れと末端の冷えが起こる瘀血《おけつ》、呼吸が一定ではなく潤い不足になっている陰虚の2つのタイプの体質を持っていました。相当悩まれている様子でしたので、毎日、真面目にブイヨンとお茶を作り、彼女の身体に寄り添う食材を毎日とるようにアドバイスしました。

それから1カ月後、彼女が東京教室に現われました。お肌は透明感が出て白くなり、くすみも消えています。シミはまだありますが気にするほどでもありません。主婦湿疹で手袋をはめていた手はきれいになっています。他の生徒さんは彼女の変化に驚き、十数人で彼女を取り囲み、何をしたのか質問をしていました。

講座時間に、「1カ月どのように過ごしましたか?」といつもどおり私が質問すると、彼女は「1カ月間先生のアドバイスにならったレシピで何度も作りました。アルコールもほどほどにし、決まった睡眠時間を設けたら主婦湿疹もこんなにきれいになったんです。もうオーガニック薬膳はやめられません」と答えました。

それから8カ月が経ち、彼女は今はオンラインのバーチャル教室に移行され、ひとつひとつの食材に興味を持ち、自分の身体の細胞の生まれ変わりに必要なのだとオーガニック薬膳に真剣に取り組まれています。このように身体の変化を目の当たりにすると、他の生徒さんの取り組み方も変わります。こんなとき、私は一番やりがいを感じます。

次の章では、この章でお伝えした内容の実践レシピを、献立(メニュー)としてご紹介していきます。

4章

体を癒《いや》す
オーガニック薬膳料理
レシピ38

この章では、3章でお話しした内容に沿ったレシピを、教室と同じようにメニュー仕立てでいくつかご紹介いたします。

（ブイヨンはスープやメイン料理のベースです。ハーブティーやブイヨンを漉したあとの具は別の料理に使います。材料はすべて4人分）

風邪を引いてしまったときのメニュー

予防をしていても、風邪を引いてしまったら、身体を芯から温めて早めに治しましょう。身体を温めるしょうがやシナモンで引いたブイヨンを使った滋養ある献立です。

あずきと春菊、りんごのほっこり持続の薬膳ハーブティー

● 材料

しょうが……大さじ2(千切り)
春菊……3茎(ざく切り)
りんご(ふじ)……1/2個(いちょう切り)
シナモンスティック……1/2本
塩……ふたつまみ
日本酒……大さじ2
あずき……蒸したもの1/2袋(または茹でたあずき大さじ3)
クコの実……8個
甘酒……250g
水……1.5ℓ

● 作り方

01. しょうがに塩ひとつまみを入れ、弱火でゆっくり加熱する。
02. 01.に春菊を入れる。
03. 02.にりんごを加え、塩ひとつまみを加える。
04. りんごが黄金色になったら日本酒を入れ、照りが出たらシナモンスティックを加え香りを出す。
05. 甘酒を入れ、中火にする。
06. ふつふつしてきたらあずきを入れ混ぜる。
07. 水を入れ6、7分抽出する。
08. 漉してカップに注ぎクコの実をトッピングする。

ほっこりブイヨン

● 材料

酒粕 …… 大さじ1
辛味大根 …… 15cmくらいのもの1本(半月切り)
セロリ …… 1本(斜め切り)
玉ねぎ …… 3個(くし切り。1個につき28切れに)
しょうが …… 大さじ3(千切り)
シナモンスティック …… 1本(半分に折る)
牛もも肉 …… 15g(千切り)
ワタリガニの脚 …… 1杯分
(手に入らないときは、冷凍のワタリガニ1パック、もしくはソフトシェル1パック)
れんこん …… 15cm(皮をむかずに半月切り)
市田の干し柿 …… 3個(半分に切る)
えのき …… 1/2株(半分に切る)
水 …… 2ℓ

● 作り方

01. しょうがを中火で乾煎りする。

02. 玉ねぎ、酒粕を加え、粕が溶けるまでかき混ぜる。

03. シナモン以外の材料を全部入れ15分中火にかける。

04. 大根の香りが上がってきたところでシナモンスティックを入れ、弱火で1時間煮る。

05. 漉して出来上がり。

かにのスープ

● 材料

ほっこりブイヨンの具A……大根、えのき、玉ねぎ（すべて全量）をペースト状にしたもの

ほっこりブイヨンの具B……カニの脚の身部分

ほっこりブイヨン……210cc

パセリ……ひとつかみ（みじん切り）

生クリーム……200cc

茹でたひよこ豆……大さじ3

塩……適量

日本酒……大さじ1

● 作り方

01. **ブイヨンの具B**に塩をうち、中火で乾煎り、鍋にくっつきだしたら日本酒を入れ、じっくり炒り煮する。

02. **ブイヨンの具A**を入れ、中火で水分を飛ばすように混ぜていく。

03. **ブイヨン**を30ccずつ、7回に分けて混ぜ入れる（中火）。

04. ふつふつしてきたら生クリームを少しずつ入れていく。

05. ひよこ豆を入れ、塩をひとつまみ加える。

06. 器に注ぎ、パセリを散らして出来上がり。

タコとかぶの唾液分泌ピリッとサラダ

● 材料

しょうが……大さじ1（みじん切り）
小かぶ……4個（薄切り）
ハーブティーの出し殻……（すべてをペースト状にしておく）
ゆず（またはレモン）……1個分の搾り汁
生きくらげ……2枚
オリーブオイル……大さじ2
ゆずこしょう……小さじ1/2
（またはレモンの皮をすったものにわさびを加える）
タコ……150g
塩……ひとつまみ
ベビーリーフ……適量
クコの実……6粒

● 作り方

01. タコは大きめの乱切りにし、塩水に15分浸けておく。

02. かぶは塩うちし、15分おいておく。

03. しょうがをじっくり乾煎りし、ペースト状にした**ハーブティーの出し殻**と塩、ゆずこしょうを入れ中火で煎る。

04. 湯気が上がってきたら弱火にし、ゆずの果汁を入れる。

05. きくらげを入れ少し煎る。

06. 火を止めてオリーブオイルを入れ、皿に盛り付ける。

07. かぶの水分をキッチンペーパーで抑え、タコ、ベビーリーフを混ぜ、**06.**の上にのせる。

08. 盛り付けをして好みでクコの実を散らす。

牛肉と柿の豆鼓蒸し

● 材料

ほっこりブイヨンで使った柿と牛肉……全量
ほっこりブイヨンで使ったれんこん……全量
ほっこりブイヨンで使ったセロリ……全量
ほっこりブイヨン……100＋60cc
芽キャベツ……8個（半分に切る）
牛もも肉……240g
しょうが……大さじ1（千切り）
生きくらげ……3枚（千切り）
豆鼓……小さじ1
オリーブオイル……大さじ1

● 作り方

A **ブイヨン**100ccを中火にかけ、芽キャベツをたき、容器に移しておく。

B **ブイヨンの柿と牛肉**を中火で加熱し、ペースト状にしておく。

01. 別の鍋で、しょうがをさっと乾煎りする。

02. オリーブオイル、**ブイヨンのセロリ**を入れる。

03. 油が回ったらきくらげ、**ブイヨンのれんこん**を入れ、さらに火を入れる。

04. 豆鼓、牛肉を入れ2回に分けて塩うちし、**ブイヨン**を60cc入れて煮る。

05. **B**を加え、さらに煮る。

06. **05.**を皿に盛り、**A**の芽キャベツをのせる。

夏バテ予防のメニュー

免疫力が落ちて夏バテになる前におすすめしたいのが、こちらのメニューです。夏バテになってしまった場合はブイヨンに梅干し、オクラのすっきりスープで自分治しをしましょう。

夏バテ
予防

あさりと牛肉のブイヨン

● 材料

あさり	80g	玉ねぎ	2個（輪切り）
活ホタテ	2個	ごぼう	1/3本（ささがき）
牛こま切れ肉	150g	塩麹	小さじ1
にんじん	1本（輪切り）	水	1.5ℓ

● 下ごしらえ

フライパンに牛肉を並べ、焼き色がつくまで焼く。
アルコール度数の高いお酒（ブランデーや焼酎等、分量外）でフランベする。

● 作り方

01. 材料すべてを鍋に入れ、蓋をし、弱火にかける。

02. 40〜50分ほどとろ火でじっくり煮出したら、漉して出来上がり。

《塩麹の作り方》

01. 瓶に300gの麹（生でも乾燥でも可）を入れ、かぶるくらいの熱湯をかける。

02. 塩小さじ1を入れ、一晩おき、発酵させる。
冷蔵庫で1カ月くらい持ちます。

夏バテ
予防

タルタル真っ赤なサラダ

● 材料

パプリカ……1個（半分に切る）
あさりと牛肉のブイヨンで使ったにんじん……全量
（サイコロ状に切る）
らっきょう……1個（みじん切り）
なたね油……大さじ2
ペパーミント、ローズマリー……各少々（飾り用）

《ドレッシング》
半熟卵……1個
玉ねぎ……1/4個（みじん切りにし、ひとつまみの塩でなじませる）
ヨーグルト……大さじ1
塩麹（p.153参照）……小さじ1
カルダモン……小さじ1/2
黒こしょう……小さじ1
塩……ひとつまみ

● 作り方

01. パプリカをフライパンで焼き、サイコロ状に切る。

02. 別のフライパンでらっきょうをじっくり乾煎りし、なたね油を入れ、火からおろす。

03. **02.**のフライパンに**あさりと牛肉のブイヨンのにんじん**とパプリカを入れ、なじませる。

04. ドレッシングの材料をボウルに入れ、よく混ぜ合わせる。

05. お皿に**03.**を盛り付け、ドレッシングとペパーミント、ローズマリーを添えて出来上がり。

夏バテ
予防

オクラのすっきりスープ

● 材料

オクラ……8本
（みじん切りにしひとつまみの塩をなじませておく）
あさりと牛肉のブイヨン……600cc
塩麹（p.153参照）……小さじ1
あずきと春菊、りんごのほっこり持続の薬膳ハーブティーの出し殻
……全量
オクラ……薄切りにしたもの8枚（飾り用）

● 作り方

01. ボウルにオクラと**ブイヨン**、塩麹を入れ、よく混ぜておく。

02. **薬膳ハーブティーの出し殻**をフードプロセッサーにかける。

03. グラスに**01.**のスープを盛り、オクラの薄切りを添える。

04. 別の器に**02.**を盛り付け、お好みでスープに添えていただく。

薬膳ハンバーグ

● 材料

牛こま切れ肉…………450g(フードプロセッサーでミンチにする)
塩麹(p.153参照)……………………………………小さじ1
フルーツ醤……………………大さじ2(作り方は下記参照)
オクラ…………………………………少々(飾り用・薄切り)
ミント………………………………………………少々(飾り用)

《トマトソース》
トマト……………………………………………2個(みじん切り)
塩麹 ……………………………………………………大さじ1
濃口しょうゆ……………………………………………大さじ2
ソース……………………………………………………小さじ1

● 作り方

01. ボウルに牛肉、塩麹、フルーツ醤を入れ、よく混ぜてから、冷蔵庫で10分ほど寝かせる。

02. 別のボウルにトマトソースの材料を入れ、よく混ぜる。

03. フライパンを中火にかけ、**01.**を成形し、焼く。

04. 両面に軽く焦げ色がついたら、トマトソースをのせて、火を入れていく。

05. ハンバーグを皿に盛り、ソースは少々煮詰める。

06. ハンバーグにソースをかけ、オクラとミントを添えて出来上がり。

《トマト塩麹の作り方》
トマト1個をみじん切りにし、塩麹小さじ1と合わせておく。

《フルーツ醤の作り方》
トマト塩麹………大さじ1 (みじん切り)
みかん………大さじ1 (みじん切り)
しょうゆ………大さじ1
すべての材料を瓶に入れ、一晩おいて出来上がり。

腸の調子を整えるメニュー――気の力が弱く押し出せないとき

腸の調子を整えたいときのレシピです。

腸の調子を
整える

いちごとラズベリーの赤い薬膳ハーブティー

● 材料

しょうが	大さじ2(みじん切り)
シソ	5枚(千切り)
いちご	4個(みじん切り)
大根	大さじ3(みじん切り)
塩	少々
ラズベリー	8個
水	1ℓ
桜の花の塩漬け	4つ
ローズマリーの葉	適宜

● 作り方

01. しょうがを中火でうっすら色づく程度まで乾煎りする。大根を加え、ひと塩振ってさらに乾煎りする。

02. いちごを加えて、乾煎りしながらなじませる。

03. ラズベリーを加え、なじませる。

04. シソを加えてひと混ぜしたら、水を加え、5〜6分中火で沸騰する直前までかき混ぜながら煮る。

05. 桜の花の塩漬けを水にさらし、軽く塩を抜く。塩抜きをした水は、前菜で使うので捨てずにとっておく。

06. 04.を茶漉しでこしてカップに注ぎ、ローズマリーの葉を散らし、お好みで桜の花の塩漬けを加える。

気を整えるブイヨン

●材料

いちご	3個
厚削りかつお節	5g(ひとつかみ)
あさり	200g
大根	2cm
舞茸	1/3株
羅臼昆布	2cm角1枚
日本酒	大さじ1
水	1.5ℓ

●作り方

01. いちごは葉のついたまま丸ごと、舞茸は手でほぐし、大根はいちょう切りにする。

02. すべての材料を鍋に入れ、蓋をして40分ほど加熱する。

03. ざるで漉したら出来上がり。

腸の調子を整える

春玉ねぎとたらの芽のサラダ

● 材料

たらの芽……3個
春玉ねぎ……1/4個(みじん切り)
ハーブティーで使った桜の花の塩漬け……3つ
気を整えるブイヨンで使ったあさりと舞茸……全量
塩……適量(玉ねぎ用)
オリーブオイル……大さじ2

《ドレッシング》
赤い薬膳ハーブティーの出し殻……全量
オレンジ……1/2個
気を整えるブイヨン……150cc

● 作り方

01. 玉ねぎに軽く塩を振り、しばらくおいてから、余分な水気を絞る。

02. オレンジの皮に塩を揉み込み、10分ほどおいてから、流水で洗い流し、半分を薄切りにする。

03. たらの芽を掃除して、**ハーブティーで使った桜の花の塩漬け**を戻した水に15分ほど浸けておく。

04. 鍋にたらの芽、桜の花の塩漬け、水を入れ中火にかけ、沸騰する直前で火を止めて3分蒸らす。

05. たらの芽をざるに上げ、粗熱が取れたら縦半分に切る。

06. **薬膳ハーブティーの出し殻**、オレンジ、**ブイヨン**をフードプロセッサーにかけてトレッシングを作る。

07. 皿にドレッシングを敷き、**あさり**、**舞茸**、たらの芽、**桜の花の塩漬け**を盛り付け、オリーブオイルを回しかけて出来上がり。

ビーツのスープ

● 材料

気を整えるブイヨン	1カップ
ビーツ	1/4個(みじん切り)
チンゲン菜	1株
新玉ねぎ	3/4個(みじん切り)
エシレバター	大さじ1
塩	ひとつまみ
日本酒	小さじ1
牛乳	200cc
シナモン	少々
食用パンジー	適宜

● 作り方

01. チンゲン菜を**ブイヨン**で蒸し茹でにする。

02. バター、玉ねぎを鍋に入れ、中火で加熱し、塩を入れて炒める。

03. ビーツを加えてさらに炒め、日本酒を振る。

04. 蒸し茹でにしたチンゲン菜をざく切りにし、チンゲン菜のゆで汁、牛乳を加え、フードプロセッサーにかける。

05. 04.を鍋に戻し、軽く加熱してシナモンを振る。

06. 皿に盛り付け、玉ねぎ、食用パンジーを飾って出来上がり。

さわらのクミン風

●材料

さわらの切り身……3切れ
チンゲン菜……3枚
白味噌……小さじ1
酒粕……小さじ1(小さじ2の水で溶く)
しょうが……小さじ2(すりおろし)
クミン……小さじ1/2
日本酒……小さじ1
葛粉……大さじ2
オリーブオイル……大さじ3
ソースA……オレンジ半分、リコッタチーズ大さじ1
ソースB……ビーツのスープ、前菜用ドレッシング

●作り方

01. 白味噌、水で溶いた酒粕、しょうがのすりおろしを混ぜる。

02. クミンの粉を手で温めて**01.**に加え、さらに日本酒を加える。

03. さわらに**02.**をまぶして浸けておく。

04. 葛粉をすりこぎで細かくつぶし粉状にし、さわらのムニエル用の衣にする。

05. オリーブオイルをフライパンに入れ、冷たい状態でさわらを入れ、中火で両面焼き目がつくくらいにソテーする。

06. オレンジの実半個分、リコッタチーズをフードプロセッサーにかけクリーム状にする。

07. ビーツのスープと前菜のソースを2:1の割合で混ぜる。

08. さわら、蒸したチンゲン菜、ソースA、Bを皿に盛り付ける。

浅い眠りを改善するメニュー

メインのお料理にアスパラガスを使います。ピリッとした刺激を加えて、浅い眠りによるだるさを和らげます。

浅い眠り改善ハーブティー

● 材料

しょうが……小さじ1（みじん切り）
塩……ひとつまみ
ホワイトセロリ……1/3束（1cm幅のざく切り）
ラベンダー……小さじ1/3
菊の花……1個
日本酒……大さじ1
スペアミント……1つかみ（3時間ほど日干ししたもの）
白湯……約600cc（約60℃）

● 作り方

01. しょうがを鍋に入れて、塩を振って中火で乾煎りする。

02. きつね色になるまで炒めたら、ホワイトセロリを入れて炒める。

03. ラベンダーと菊の花を手でほぐしながら鍋に入れ、酒を振り入れて水分が飛ぶまで炒める。

04. 水分が飛んだら、温度が下がりすぎないように白湯を少しずつ加える。

05. スペアミントを加え、中火で6分程度加熱し抽出する。

06. 漉して、カップに注ぎ出来上がり。

浅い眠りを改善する

大豆と玉ねぎのブイヨン

● 材料

えのきたけ……1/2株(石づきを取り除き、手でちぎる)
玉ねぎ……2個(縦に半分に切ってからごく薄切り)
昆布……2cm角1枚
厚削りかつお節……2枚
蒸し大豆……大さじ3
砂肝……6個
(きれいに水洗いしてから細かく刻み、日本酒[分量外]を全体にかぶるくらいかけておく)
水……1ℓ
日本酒……大さじ3
塩……ひとつまみ

● 作り方

01. えのきたけを鍋に入れ、塩を加えて、弱火で香りが出るまでじっくりと加熱する。

02. 玉ねぎを入れてさらにかき混ぜながら加熱する。

03. 玉ねぎが透明になったら砂肝を入れ、厚削りかつお節を上にのせ昆布、蒸し大豆を振り入れ、日本酒を回し入れて蓋をして6分ほど煮る。

04. 水を入れ、決して煮立てずに1時間程じっくりと煮含め、ざるで漉す。

浅い眠りを改善する

オーガニック薬膳チリスープ

● 材料

えのきたけ……1/2株(みじん切り)
トマト……中玉2個(ざく切り)
エシャロット……2個
(茎と根すべて細かくみじん切りにする)
大豆と玉ねぎのブイヨンで使った玉ねぎ……全量
唐辛子……1本
ゆずこしょう……小さじ1/2
大豆と玉ねぎのブイヨン……800cc
大豆と玉ねぎのブイヨンで使った蒸し大豆……全量
パルミジャーノ・レッジャーノ(好みで)……少量
豆乳……100cc
オリーブオイル……大さじ2
塩……少々
日本酒……大さじ2
＊好みで、パクチーもしくは大葉の千切りを振っていただく。

● 作り方

01. 鍋にえのきたけを入れて塩をうちながら中火で加熱し、水分が出たらゆずこしょうを入れてさっとかき混ぜる。

02. オリーブオイルを注ぎ、エシャロットを入れて香ばしく香るまで加熱する。

03. **ブイヨンの玉ねぎ**を入れ、塩をひとつまみ入れ、きつね色になるまで混ぜながら炒める。

04. トマトと唐辛子を入れ、塩、日本酒を振ってとろみが出るまでさらに炒める。

05. **ブイヨンの蒸し大豆**を入れ、さっくりと混ぜ合わせ、**ブイヨン**を入れ蓋をして10分程加熱する。

06. 豆乳を入れて蓋をし、3分程蒸らすように煮込む。好みでパルミジャーノ・レッジャーノをかける。

浅い眠りを
改善する

さやえんどうの
初夏薬膳爽やかサラダ

● 材料

さやえんどう……100g
（筋を取り斜め切りして3%の濃度の塩水に10分浸しておく）
大豆と玉ねぎのブイヨン……30cc
小ねぎ……3本（小口切り）
ヨーグルト……60g
ナツメグ……小さじ1/4
塩……少々
らっきょうの酢漬け……1個（細かいみじん切り）
卵黄……1個分
ピンクペッパー……数個
オリーブオイル……大さじ1

● 作り方

01. さやえんどうをボウルに入れ、**ブイヨン**でからめて10分おく。

02. 小ねぎを入れ、よくかき混ぜてなじませ、オリーブオイルを加えてさらに混ぜる。

03. 別のボウルに卵黄を入れてよくかき混ぜ、ナツメグ、塩を入れ、さらにかき混ぜてからヨーグルト、ナツメグ、らっきょうを加え、ソースを作る。

04. **02.**を**03.**に入れてさっくり混ぜ、器に盛り付け、ピンクペッパーを振って出来上がり。

グリーンアスパラガスの薬膳春巻き

● 材料

(A)浅い眠りを改善する薬膳ハーブティーの出し殻……全量(フードプロセッサーでペースト状にする)
(A)梅干し……1個(たたいておく)
大豆と玉ねぎのブイヨンのえのきたけ……全量
大豆と玉ねぎのブイヨンの砂肝……全量
グリーンアスパラガス……1束
(根元を切ってから3%の濃度の塩水に10分浸けておく)
大豆と玉ねぎのブイヨン……30cc
卵白……1個分
(前ページのサラダで使った卵黄の残り)
塩……ひとつまみ
黒こしょう……少々
葛粉……大さじ1
(すり鉢で粉砕したもの)
春巻きの皮……8枚
揚げ油……オリーブオイル200cc＋ごま油100cc

● 作り方

01. (A)をフライパンに入れてじっくり加熱して塩を振り、**ブイヨン**を入れて水分を少し飛ばし、とろみの強いペースト状になったら器に移しておく。

02. アスパラガスは斜め薄切りにしてボウルに入れ、**ブイヨンのえのきたけ**、**砂肝**と一緒に混ぜて少しおく。

03. **02.**に溶いた卵白、塩、葛粉、黒こしょうを入れて、まとまりやすくなるまで混ぜる。

04. **03.**を春巻きの皮で包み、180°Cの油でじっくり揚げ、油をしっかりきる。

05. 器に盛り付け、好みで**01.**のディップをつけていただく。

お腹の張りを改善するメニュー

お腹が張るとみぞおちが固くなりガス溜まりが起きがち。りんごの食物繊維ペクチンの働きがそれらを軽減してくれます。

セロリとりんごの薬膳ハーブティー

お腹の張りを改善する

● **材料**

しょうが……大さじ2（千切り）
ごぼう……大さじ2（ささがき）
セロリ……大さじ2
（すじ取りをしてみじん切り）
りんご……1/4個
（芯を取り皮ごと千切り）
水……600cc
塩……ふたつまみ

● **作り方**

01. 鍋にしょうがを入れて中火で乾煎りし、香りを立てる。

02. セロリと塩ひとつまみを入れる。

03. ごぼう、りんご、塩ひとつまみを入れて、りんごの香りが出たら、水を注ぎ6分抽出する。

04. ざるで漉す。

お腹の張り改善のブイヨン

お腹の張りを改善する

● **材料**

しょうが……大さじ1（千切り）
ごぼう……2/3本（ささがき）
ホッキ貝……1個
新玉ねぎ……2個（くし切り）
クローブ……4粒
いりこ……4匹
酢……大さじ2
水……1ℓ

● **作り方**

01. 鍋にしょうがを入れて、中火で乾煎りする。

02. ごぼう、新玉ねぎを入れて水分が出るまで乾煎りする。

03. いりこ、クローブ、酢を入れ、水を注ぐ。

04. ホッキ貝を入れて、鍋に蓋をして40分煮出し、ざるで漉す。

菜の花のとろみスープ

お腹の張りを改善する

● 材料

しょうが……大さじ1（せん切り）
お腹の張り改善のブイヨンで使ったごぼう、玉ねぎ……半量
菜の花　1束を半分に切った根元部分……1/2カット
オリーブオイル……大さじ2
お腹の張り改善のブイヨン……600cc
葛粉……大さじ1
しょうゆ……小さじ1
塩……ひとつまみ

● 作り方

01. 鍋にしょうがを入れて、乾煎りする。

02. オリーブオイル大さじ1と**ブイヨンのごぼうと玉ねぎ**、塩ひとつまみを加えゆっくり加熱する。

03. 菜の花を茎と葉に分け、それぞれにオリーブオイル（小さじ1ずつ）をかけておく。

04. 葛粉は同量の水で溶いておく。

05. 鍋に**ブイヨン**を注ぎ、ふつふつしてきたら溶いた葛粉を入れる。

06. 菜の花の葉、しょうゆを入れて、とろみがついてきたら火を止める。

チコリのサラダ〜いちごソースを添えて

お腹の張りを改善する

● 材料

チコリ……4枚
せり……1/3株
（根元をカットし、2cm幅に切る）
いちご……2個（薄い輪切り）
セロリとりんごの薬膳ハーブティーの出し殻……全量
酢……大さじ2
サフラン……6個（6花びら）
お腹の張り改善のブイヨン……20cc

● 作り方

01. **ハーブティーの出し殻**を細かく刻み、**お腹の張り改善のブイヨン**20ccの中に入れる。

02. いちご、酢、サフランを入れ、いちごをつぶしながら、細かくなるまで炒める。

03. **01.**と**02.**を合わせてソースを作る。

04. チコリ、せりにソースを添えて出来上がり。

お腹の張りを
改善する

いわしと貝の春パスタ

● 材料

いわし……4尾
（3枚におろし、一口大に切る）
りんご……1/4個（いちょう切り）
富士酢……大さじ1
せり……1/3束（5cmに切る）
しょうが……薄切り4枚
（みじん切りにする）
ホッキ貝……1個
（半分にして内臓を取り除き、薄切り）
あさつき……6本（粗みじん切り）

お腹の張り改善のブイヨンで使った具……全量
パスタ……240g
上新粉……大さじ2
ゆずこしょう……小さじ1
お腹の張り改善のブイヨン……30cc
塩……ひとつまみ
しょうゆ……大さじ1
オリーブオイル……適量

● 作り方

01. いわしに、塩ひとつまみを振り、りんご、酢（小さじ1を残しておく）を入れてよく混ぜ、10分くらいおき、くさみを取る。

02. 鍋にしょうがを入れて乾煎りする。

03. オリーブオイルを加えて、しょうがが茶色になるまで炒める。

04. あさつき、せり、**ブイヨンの具**、ホッキ貝を入れ、酢小さじ1を加えて煮込む。

05. その間にパスタを茹でる。

06. **01.**のいわしに上新粉を振り、鍋に入れ、ゆずこしょうと**ブイヨン**を入れ、蓋をして中火で少し煮る。

07. 3〜4分していわしに火が通ったら、しょうゆを回し入れ、火を止める。

08. パスタが茹であがったら、オリーブオイルをかけ、**07.**の鍋に入れて混ぜる。

09. **08.**のパスタを皿に盛り、**04.**を振りかける。

朝からだるいときのメニュー

畑の血液ビーツと、手軽にパワーチャージできるバナナ、体温を安定させる働きもあるさつまいもを使ったレシピです。

朝から
だるいとき

赤ビーツと佐賀レモンの薬膳ハーブティー

● 材料

佐賀レモン……1個（ざく切り。皮2/3は千切り）
バジル……1本（茎と葉をみじん切り）
赤ビーツ……1/4個（薄いくし切りにしてからみじん切り）
塩……ふたつまみ
日本酒……大さじ1
水……約800cc

● 作り方

01. 鍋に、佐賀レモンと皮の千切りを入れ、塩ひとつまみを加える。水分が出て薄茶色になるまで中火でじっくり乾煎りする。

02. バジルを入れて軽く炒め合わせる。

03. ビーツとさらに塩ひとつまみを加えて、しっかり乾煎りした後、日本酒を入れてしんなりさせる。

04. 水を注ぎ、中火で6分程度加熱し抽出する。

05. ざるで漉して出来上がり。

ミネラルたっぷりブイヨン

朝から
だるいとき

● 材料

利尻昆布……10cm
干ししいたけ(どんこ)……1個
厚削りかつお節……3枚
えのきたけ……1/2パック
(1cm程度のざく切り)
さつまいも……中2個
(皮つきで2cm程度の輪切り)
梅干……1個
日本酒……1/3カップ
塩……ひとつまみ
水……約1000cc

● 作り方

01. 鍋にえのきたけを敷き詰めたら、その上にしいたけ、昆布、厚削りかつお節を並べる。

02. 日本酒を回し入れた後、蓋をして中火にかけ、水分がなくなるまで10〜15分程度蒸し焼きにする。

03. 水分が飛んだら弱火にし、さつまいも、梅干を入れ、塩を加えた後、水を入れてじっくり弱火のまま1時間程度抽出する。ざるで漉す。

バナナとココナッツミルクのスープ

朝から
だるいとき

● 材料

赤ビーツと佐賀レモンの薬膳ハーブティーの出し殻……全量
(ペースト状にする)
台湾バナナ……1本
(ペースト状にする)
ミネラルたっぷりブイヨン……30cc
ココナッツミルク……1/3カップ
豆乳……1/3カップ
チアシード……小さじ1
(小さじ2の水でふやかしておく)
ミント……適量

● 作り方

01. ペースト状にした**ハーブティーの出し殻**を鍋に入れ、弱火にかけて水分を飛ばす。

02. 水分が飛んだら**ブイヨン**を加える。

03. バナナ、ココナッツミルクと豆乳を加え、中火にし、ふつふつしたら弱火にする。

04. ざるで漉してカップに注ぎ、チアシードをスープの上にのせ、ミントの葉をあしらって出来上がり。

海老のソテーの
さつまいもクリーム添え

● 材料

《クリーム》

ミネラルたっぷりブイヨンのさつまいも……1本(皮をむいておく)

サフラン……2個(2花)(大さじ1の水で戻す)

ミネラルたっぷりブイヨン……10cc

塩……ひとつまみ

はちみつ……小さじ1

《海老のバター炒め》

海老……200g(背中を切り、背ワタを取って日本酒大さじ1でもみ洗いする)

みょうが……1本(粗い千切り)

マッシュルーム……4個(薄切り)

塩……ふたつまみ

発酵バター……小さじ1

クルミ……4個(粗めに手で砕く)

ミネラルたっぷりブイヨン……10cc

《玉ねぎのカラメルソテー》

玉ねぎ……2枚(5mmの輪切り)

ミネラルたっぷりブイヨン……30cc

塩……ひとつまみ

ミント……適量

レモンの皮のすりおろし……約小さじ1/3

● 下ごしらえ

フライパンに玉ねぎを並べてブイヨンを注ぎ、塩を入れて両面カラメル状になるまでじっくり蒸し焼きにし、平たい皿にのせておく。

● 作り方

01. 塩・はちみつ以外のクリームの材料を鍋に入れ、ゆっくりペースト状にする。

02. 十分しんなりしたら、塩とはちみつを入れてよく混ぜ合わせる。

(クリームはここで完成)

03. 別の鍋にマッシュルームと塩ひとつまみを入れて弱火で乾煎りして水分を飛ばす。

04. 03.にみょうがを入れた後、塩をひとつまみ入れ、しんなりしたら発酵バターを入れ、海老と海老を浸けておいた日本酒を加え、さらに炒める。

05. クルミを加え、**ブイヨン**を入れてしっとりさせる。

06. 下ごしらえした皿に海老を並べ、上からクリームをかけて、化粧筋をつけてミントをあしらい、レモンの皮を振って出来上がり。

朝から
だるいとき

薬膳ドライカレー

● 材料

ミネラルたっぷりブイヨンの具……全量（しいたけはみじん切り）
玉ねぎ……1/2個（粗みじん切り）
にんにく……2片（芯は捨て、千切りにしてから粗みじん切りに）
発酵バター……大さじ1
海老……1〜2匹
あさり……250g
赤ワイン……大さじ1
パプリカパウダー……大さじ1
サフラン……大さじ1（水大さじ1で戻したもの）
カレーパウダー……60g
葛粉……大さじ1（同量の**ミネラルたっぷりブイヨン**で溶く）

《ライス》
玄米……2カップ、黒米……大さじ1、粟……大さじ1（3倍の量に水と塩ひとつまみを加え8〜10時間浸す。きれいな水で流し、3倍の水と塩小さじ1/3を入れて弱火で60〜80分炊く）。

● 作り方

01. **ブイヨンの具**を鍋に入れて中火にかけ、水分を飛ばす。

02. 玉ねぎ、にんにくを入れて乾煎りしにんにくが香ってきたらバターを加える。

03. 玉ねぎ、にんにくがしんなりしたら海老、あさりを入れて赤ワインを回し入れた後、蓋をして中火で3分程度蒸らす。

04. パプリカパウダー、サフラン、カレーパウダーを入れてかき混ぜ、**ブイヨン**で溶いた葛粉を入れてひと煮立ちさせ、とろみをつける。

05. 最後にライスを入れよく絡めた後、皿に盛り付ける。

身体の冷えを感じたときのメニュー

しょうが、長ねぎ、酒粕でとったブイヨンをベースに、葛を使います。葛は身体を芯から温めます。

身体を温める万能ブイヨン

● 材料

しょうが……4枚(薄切り)
長ねぎ……2本(白い部分をひと皮むいてから、2cm幅に切る)
干ししいたけ……2個
(さっと洗ってゴミを落とし200ccの水に一晩浸け、千切りにする。戻し汁もとっておく)
乾燥大豆……大さじ1(水洗いしてざるに上げておく)
鶏肉(地鶏)……手羽元2本
りんご……1/3個(半月切りにする)
帆立貝柱……2個(半分に切る)
酒粕……大さじ1
水……1ℓ
塩……ひとつまみ

● 作り方

01. 鍋に長ねぎを入れ、塩ひとつまみを振り、中火で炒め香ばしい香りがしたら、鶏肉を皮目を下にして入れ、焼き目をしっかりつける。

02. しょうが、しいたけ、大豆、帆立、りんごを加える。

03. しいたけの戻し汁を注ぎ、中火にして6分程煮てから水を加え、酒粕を手でちぎって入れ、じっくり弱火で30〜40分抽出する。ざるで漉す。

身体の冷えを
感じたとき

にんじんの薬膳ポタージュ

● 材料

にんじん……1/2本（ピーラーでごく薄く引いて細かく刻んでおく）
しょうが……大さじ1（みじん切り）
身体を温める万能ブイヨンの具材……全量
（鶏肉、大豆を除いて、フードプロセッサーでペースト状にしておく）
オリーブオイル……大さじ2
ターメリック……小さじ1
コリアンダー……小さじ1/3
ピンクソルト……3つまみ
身体を温める万能ブイヨン……200cc
生クリーム……100cc
葛粉……大さじ1（同量の水で溶く）
塩……ふたつまみ

● 作り方

01. 鍋にしょうがと塩ひとつまみを入れて、弱火で乾煎りする。

02. オリーブオイルを入れ、にんじんを加えて中火で3分ほど炒める。

03. ペースト状にした**ブイヨンの具材**、塩ひとつまみ、ターメリック、コリアンダーを入れてじっくり加熱する。

04. **ブイヨン**30ccを加えて、ブレンダーにかける。とろみがついてきたら残りの**ブイヨン**を加えてトロトロになるまで加熱する。

05. 弱火でふつふつさせて、生クリームを加える。

06. 寒さが強く感じる日は葛粉を流し入れてとろみをつけていただく。

キヌア入りごま豆腐

● 材料

吉野本葛……40g
身体を温める万能ブイヨン……400cc
アカベシロップ……小さじ1
塩……小さじ1/2
白ごまペースト（練りごま）……50g
キヌア……小さじ1
わさび……適量

《甘味噌の材料》
麦味噌……小さじ2
日本酒……大さじ1
身体を温める万能ブイヨン……大さじ1
アカベシロップ……大さじ1

● 作り方

01. 鍋に**ブイヨン**と吉野本葛を入れる。本葛は漉し器を使って完全に溶かす。さらにアカベシロップと塩を入れ、これも完全に溶かす。

02. 01.を中火にかけ、木べらで鍋底をこするようにし、まんべんなく混ぜる。急激に固まり始めたら弱火にし、透明度が増すまで手を止めずに練り続ける。

03. 火を止め、戻したキヌアと白ごまペーストを入れ、よくかき混ぜる。まんべんなく混ざったら、中火にかけ、焦げないように手早く練り上げ、木べらからゆっくりと落ちる程度のとろみがついたら火を止め、水で濡らした型に流し込む。

04. す（気泡の跡）が入らないように、型を軽く落として気泡を浮かせ、しっかりと空気を抜く。

05. 乾燥を防ぐため、表面をペタペタと濡れた手でならし、ラップなどで蓋をする。4時間ほどで粗熱も取れ、固まる。その間に甘味噌の材料を鍋に入れ、中弱火にかけながら焦がさないように5分程度混ぜ合わせて甘味噌を作る。

06. ごま豆腐が固まったら、温めた包丁で切り分け、器の下に甘味噌を敷き、ごま豆腐のきれいな面を上にし、わさびを盛り付けて出来上がり。

手羽元と春菊の五香蒸し

● 材料

鮭……250g
玉ねぎ……2個（2cm幅の半月切り）
身体を温める万能ブイヨンで使った手羽元と大豆……全量
大根……4cm（2mm幅の輪切り）
身体を温める万能ブイヨン……600cc
サフラン……2個（2花）
帆立貝柱……4個
春菊の葉……1/2束（手でちぎる）
あおさのり……ひとつまみ
海の塩……ひとつまみ
五香粉……小さじ1/3
薄口しょうゆ……大さじ1

● 作り方

01. 鍋に玉ねぎを並べて中火にかけ、片面に焼き目がついたら鮭、**手羽元**を並べ、すき間に大根を挟み**ブイヨン**を流し入れ、サフランを加えて中火で13分ほど煮込む。

02. 帆立、春菊を入れてさらに4分程煮込み、**大豆**を加え、薄口しょうゆを回し入れ、五香粉と海の塩を入れる。

03. あおさのりを入れて蓋をして3分煮込む。

肌のくすみ・手荒れ・乾燥に寄り添うメニュー

保湿成分として化粧品にも使われている干ししいたけ、ビタミンCたっぷりの大根、いちご、アンチエイジング食材の干しえびなどを使ってじっくりとひいたブイヨンからはじまるレシピたちです。高機能化粧品に近い素材力で美肌を手に入れましょう。

はっさくのハーブティー

● 材料

大根	大さじ3(みじん切り)	茹でたひよこ豆	大さじ1
大葉	10枚(みじん切り)	酒粕	小さじ1
はっさく	1個	米酢	大さじ1
はっさくの皮	1/4個分(すりおろし)	水	1ℓ
にんじん	大さじ1(皮ごとささがき)	ミント	適宜
		塩	ふたつまみ

● 作り方

01. 鍋に大根、塩ひとつまみを入れて乾煎りにする。
02. 大葉、塩ひとつまみを入れて、さらに乾煎りにする。
03. はっさくの実を入れる。
04. にんじん、ひよこ豆を入れて加熱し、酒粕を入れる。
05. すりおろしたはっさくの皮を入れて、水を加えて中火で5分ほど抽出する。
06. 米酢を入れてさらに1分ほど加熱する。
07. ざるで漉して、ミントの葉を添える。

肌のくすみ・
手荒れ・乾燥に
寄り添う

さつまいものしっとりブイヨン

● 材料

さつまいも……2本（1cm幅の輪切り）
大根……2/3本（1cm幅の輪切り）
れんこん……10cmくらい（1cm幅の輪切り）
干し桜えび……小さじ1
いちご……6個（薄切り）
干ししいたけ……2個
えのきたけ……1/3株（みじん切り）
りんご（王林）……1/2個（薄切り）
昆布……2cm幅1枚
塩……ひとつまみ
厚削りかつお節……3枚
酒粕……大さじ1
水……2ℓ

● 作り方

01. 鍋にえのきたけを入れて、塩ひとつまみを加え、きつね色になるまで乾煎りする。

02. れんこんを入れて、水分をじっくり飛ばす。

03. 桜えびを入れて、香りが出たら酒粕を入れる。

04. 残りの材料を加えて、水を入れ弱火で1時間20分抽出する。ざるで漉す。

肌のくすみ・
手荒れ・乾燥に
寄り添う

ひよこ豆としいたけの乾燥改善スープ

● 材料

あさつき……3本（粗みじん切り）
干しえび……大さじ2
ひよこ豆……80g
パプリカ……大さじ1（刻む）
さつまいものしっとりブイヨンで使った干ししいたけ……全量（薄切り）
さつまいものしっとりブイヨンで使ったれんこん……全量
塩……ひとつまみ
白いごま油……大さじ2
たまり醤油……大さじ1
さつまいものしっとりブイヨン……1ℓ

● 作り方

01. あさつきに塩をふり、弱火で炒り香りを出す。

02. ごま油、**ブイヨンの干ししいたけ**を入れる。

03. 干しえび、**ブイヨンのれんこん**を加え、**ブイヨン**を30cc回し入れ、干しえびと干ししいたけの旨みを引き出す。

04. ひよこ豆、パプリカを入れる。

05. 残りの**ブイヨン**を入れて、たまり醤油を加え中火で6分、よくかき混ぜる。

肌のくすみ・
手荒れ・乾燥に
寄り添う

大根、ひよこ豆の
くすみとりサラダ

● 材料

庄内あさつき	3本(みじん切り)
茹でひよこ豆	80g
大根	大1(いちょう切り)
にんじん	2/3本(ピーラーで引く)
はっさくのハーブティーの出し殻	全量
ケール	2枚(手でちぎる)
発酵バター	大さじ1
米酢	大さじ2
白味噌	小さじ1
塩	適量

● 作り方

01. あさつきに塩を振り、弱火で乾煎りし、香りを出す。

02. にんじんに塩を振り、混ぜて5分くらいおき、米酢大さじ1をかけておく。

03. **01.**にバターを入れて、香りを出す。

04. **03.**にひよこ豆、大根、ケールを入れる。

05. **ハーブテーィーの出し殻**を水分をきって入れ、中火で加熱する。

06. 白味噌を入れて、中火でよくかき混ぜる。

07. 米酢大さじ1を落とし、火を止める。**02.**を混ぜて出来上がり。

肌のくすみ・
手荒れ・乾燥に
寄り添う

根菜ケールの煮込み
モッツァレラチーズ添え

●材料

さつまいものしっとりブイヨンで使った大根	全量（サイコロ切り）
ケールの芯	3本（みじん切り）
卵	6個
発酵バター	大さじ1
青のり	大さじ1
七味唐辛子	小さじ1
さつまいものしっとりブイヨン	60cc
生クリーム（乳脂肪分47％）	100cc
モッツァレラチーズ	100g
塩	ひとつまみ

●作り方

01. **ブイヨンの大根**を中火できつね色になるまで加熱する。

02. ケールを入れ、続いてバターを入れて弱火で加熱し、七味唐辛子を入れる。

03. **ブイヨン**、卵、生クリーム、モッツァレラチーズに塩を入れて混ぜる。

04. **03.**に**02.**を入れて混ぜ、青のりを加える。

05. フライパン2つに、**04.**を大さじ1/2ずつ入れて、溶かして焼く。

5章

暦をうまく使って未病を予防

―― 二十四節気養生カレンダー

時期に合わせて身心を養生する

私のオーガニック薬膳はフランスで学んだ伝統的な調理法、土壌学、天文学、ハーブ、スパイス、中国で学んだ漢方、薬膳、気功の知識と、月の満ち欠け、旧暦、医学占星術、チャクラケア、生理学、心理学を融合させたオリジナルのものです。一人一人のその時々の不調を整える食材や塩を使ったレシピを紹介し、セルフケアのポイントをアドバイスさせていただいております。

私は、長年にわたる闘病・共存生活から、その時々のストレスは、気質的なもの、生まれた土地、気圧配置にも密接に関係があると実感しました。人間は元々母胎の中でひとつの細胞からはじまり、羊水《ようすい》というたっぷりとした適温の中で細胞を分裂させて生まれ出たものです。土壌に寄り添った四季折々の栄養を補い、水はけのよい血管・腸を培《つちか》い、日の出と日の入りで頭（脳）のスイッチを切り替え、天候と気圧に合った対策をすれば、ストレスフルなこの時代でも、しっかり肝をすえ健やかに過ごせるのではないかと考えます。

誰でも、生まれた土地や、生まれもっての気質は変えられませんが、時期に合わせて自分の身心を養生することはできます。

旧暦の二十四節気は古《いにしえ》よりの知恵。それぞれの時期に表われやすい心の動きと体調を知り、食べ物、調味料、食べ合わせで、身心を養生していくという考え方を取り入れてみてはいかがでしょう。

・2月4日頃

立春の不調は、ザクロジュースで切り抜ける

新年からスタートして1カ月が経ち、豆まきも終え太陽の日差しも徐々に強くなることから、陽の気の力が増してくる時期です。寒さが厳しくても意外と身体が動く人が多いでしょう。仕事のやりがいも増え、人付き合いの幅も広がりますが、多忙になると知らず知らずのうちに周囲の心を傷つけるので、意識的に心穏やかにし、平性（中性）を保つことが大切です。

底冷えの空気が冷たく、乾燥した天気が続くので、速い動きの低気圧に流されて忙しくしていると、のどの痛みから風邪を引いたり、インフルエンザにもかかりやすいので注意してください。すね、足首が乾燥してきたら、下半身の冷えと瘀血《おけつ》のサインです。生理痛、頭痛も出やすく、血管に瘤《こぶ》ができやすい時期でもありますので動脈瘤、静脈瘤のある方は日頃ストレスを溜めないようにしましょう。深い呼吸を意識するヨガやピラティスなどを行ない、ゆったりした時間をとり、白湯《さゆ》を十分にとりまし

ょう。
ピンクソルトでこの時期放出しやすいミネラルのナトリウムを補給し、冷えからくる瘀血対策としてフレッシュなザクロを食べるか、ザクロジュースを飲むこと。また、人参の蒸したものとりんご、蒸し大豆、セロリをサイコロ切りにして塩でもんでから、オリーブオイルでサラダにして食べると立春時期の不調を切り抜けられます。

・2月19日頃

雨水《うすい》の候は、気の巡りを意識して。全身をリラックスさせる足裏マッサージを欠かさない

そろそろ春の兆《きざ》しが見えてきて、舞い降りる雪にみぞれがまじるようになります。昔から農耕を始める時期と言われてきました。ひな祭り、受験、卒業、転勤など、やるべきことがはっきりしているため、適応力がありストレスとうまく付き合える時期です。

寒暖差が激しいのでメンタル的に繊細になり、感情のエネルギー（肝臓、脾臓）が

高まると、人間関係で人に言われたことに対しこだわりやすくなります。この時期はサプリメントにあまり頼らないほうがいいでしょう。お風呂や温泉、プールなど、水の中で身体をゆらゆらリラックスさせて気の巡りを改善することをおすすめします。足裏マッサージを毎日意識して行なうと感情のエネルギーを日々自己抑制できるようになるので、セルフマッサージに取り入れるようにしましょう。調味料はブラック岩塩を用いて、ブラックタイガー（エビ）、春菊、カシューナッツ、レモンを発酵バターでソテーにしていただくと雨水の時期の不調も健やかに調《ととの》います。

・3月5日頃

啓蟄《けいちつ》

の候には、肺を安定させる。お風呂での深い呼吸と、はちみつが効果的

大地が暖まり冬ごもりをしていた虫が地上に這い出てくるという時期で、年頭に決めていたスケジュールをこなす実践時期に入ります。大気の状態も不安定、人の考えや行動も気ぜわしくなるので、心が定まりにくく他人の言葉に乱されることが多くなります。揺らぎのない自分を保ち、必要以上に情を持たずに淡々と過ごしましょう。

気圧の変化から、束縛されること、意見されることにストレスを強く感じると自律神経の乱れが出て、そこから五月病になりかねません。自分を信じ、心のエネルギー（肺、心臓）を安定させると良いでしょう。潤肺《じゅんはい》を意識することが大切です。埃《ほこり》っぽい時期でもあるので、お風呂で深い呼吸をしっかりしてタンをとりのぞき、その日に吸い込んでしまった埃を浄化させると腎・肝機能が高まり、一気に強くなる紫外線のダメージを受けにくくなります。

調味料は、非加熱のはちみつ。大さじ2程度であれば、毎日とってもよいと思います。甘い香りのローズティーに入れてもいいですし、だしじょうゆで煮含めた黒豆にはちみつを一混ぜし、照りと甘みを加えて仕上げるのもおすすめです。メンタルを安定させ、忙しい時期を楽しんでしまいましょう。

●3月20日頃

春分の候は、目の疲れに注意。天然醸造の酢は、のぼせを取り除く

昼夜の時間も平等なこの時期、体調的には元気に過ごせ、新年度の四月に向かい希望に満ちワクワクする人も多いでしょう。春の気圧配置が安定するまで頭痛が出やすかったり、精神的にイライラモードで血圧も高くなりがちです。また、急に気温が上がり乾燥することもあるため、目が疲れやすくなり、眼精疲労も増えます。目の奥が熱く乾いてきたら、一休みをするサインです。ひどくなると消化器（胃腸）に不調が出て、発熱、皮膚湿疹、ヘルペス、歯肉炎、めまいなどが発生し、ひどくなるとうつにもなりかねません。早寝早起きを意識し、より質の高い睡眠をとることをおすすめします。

天然醸造の酢を調味料として選び、温性の働きで瘀血、気滞《きたい》、むくみの水毒対策をしっかりとり、イライラすると負担のかかる肝臓、胃をケアしましょう。酢は血流を良くしてくれるので、頭痛や眼精疲労の原因となる頭ののぼせを取り除き、季節柄気

になる代謝不良の肌荒れも解消してくれます。大麦、くるみ、レモン、クレソン、チーズを意識して食べましょう。これらをリゾットにしていただくと春らしいさっぱりとした味と彩りで、視覚から元気になり身心ともにバランスが良くなります。

・4月4日頃
清明《せいめい》の候。熱のこもりに注意。亜鉛を意識して取り入れる

新年度がスタートする時期なので、礼節を意識する方が多いですが、天候が変わりやすいためにストレスをついついためてしまいます。人付き合いは身内であってもある程度距離を置くようにすると心乱れることなく過ごせます。桜が咲き始め、虫も湧き出し、エネルギーが満ちてくる時期。頭が冴《さ》えてやる気も溢れますが、太陽光線も強くなり、頭に熱がこもりやすくなります。熱がこもりすぎると落ち着かない気分になるので、帽子や日傘でしっかり対策をとりましょう。神経痛や炎症、ストレスが高まると、アレルギー、アトピー性皮膚炎、ポリープ、副腎疲労を発症しやすいので、

心を落ち着かせ、自己主張は控え、謙虚を心がけると、体内温度が一定に保たれ健《すこ》やかに過ごせます。目に見えて緑が変化していく時期ですので、散歩に出て、新芽や葉っぱの香りを意識して嗅《か》ぐこともおすすめします。

熱こもりで放出してしまうミネラルが亜鉛です。亜鉛が豊富なヒマラヤ岩塩ルビーソルトがおすすめです。発酵バターで皮をむいたバナナをじっくり弱火で加熱してからトマト、せりを加え、ルビーソルト、胡椒《こしょう》を振り、卵を入れてさっと混ぜると美味しい一品ができます。発芽させた玄米で作るあずき粥も時々お試しください。

・4月20日頃

穀雨《こくう》の候には、気道のつまりに注意。

調味料は黒砂糖。レバーのしょうが煮で血を補う

いよいよ穀物を育てる時期になったことを意味し、日本では1週間後のゴールデンウイークを目前に、春の気圧が安定してきます。淡々と過ごしてきた人はいよいよあと1週間で一段落できるという安堵《あんど》感に包まれますが、一進一退で悶々《もんもん》としてきた人は流れに乗れなかった自分を責め、メランコリックになる傾向があります。五月病の

諸症状です。

この時期はカラッと晴れてもまだ土は冷たく、湿った状態。朝晩の気温差がさらに心のエネルギーに作用し、気道がつまりはじめ、のどのいたみ、肩こりを発症し、耳鳴り、咽頭炎、甲状腺疾患を招きやすいので要注意です。この時期の風と湿度は首、喉、耳に弊害を与えるのでストールやスカーフで予防するようおすすめします。大きい声を出す声楽、コーラス、カラオケでお腹の中からインナーマッスルを鍛え、体内の蒸気も出して代謝を促すのも良いでしょう。

調味料は温性の黒砂糖がいいでしょう。黒砂糖は、冷え、食欲不振、疲労、冷えが原因の生理痛にもよいとされます。食材には、レバーやサバ、しょうがを。レバーのしょうが煮に黒砂糖を使ったり、サバの煮付けの甘味にお酒と黒砂糖を溶いたものを使うようにすると血も補え、元気にゴールデンウイークを迎えることができます。

・5月5日頃

立夏の候には、

旬のくだものや、アスパラガスをたっぷりいただく

ゴールデンウイークも終盤。自分を見つめ直すときを過ごし、天候の安定にも助けられ、自分の内面を冷静に整理整頓できる時期です。本来自分が持っているコミュニケーション能力を発揮することができ、イメージ通りに自己表現ができると、新緑の時期をスムーズに過ごせます。

喉の痛み、かすれ声、目のかゆみ、鼻炎がひどい場合は、春からひきずっているストレスによって身体の潤い（津液《しんえき》＝血液以外の体液）が少なくなっているサインです。さほど寒くもないのに強い冷えを感じ、耳たぶ、鼻先、おしり、かかとに強い冷えを感じたり、気道の閉鎖感で食欲が落ちたりした状態で胃腸のバランスを崩すと、拒食、過食を繰り返してしまい下痢もしくは便秘となり滞りが悪化します。アルコールや喫煙、辛い食べ物、人工的な甘いものを控え、マッサージ的エステ、整体、鍼灸、プハン（ガラス玉の吸い玉で加圧して吸引する施術）などを受けて、身体をメン

テナンスすると良いでしょう。季節が進むと気持ちも焦りがちになりますが、ゆったり構えて睡眠をとり、糖分は旬のくだもののいちご、さくらんぼを、野菜はアスパラ、そら豆を沖縄のマグネシウムたっぷりな「ぬちまーす」の塩を使って蒸して、よく噛んで食べることを意識しましょう。朝の飲み物は、コーヒーや紅茶の代わりにミントティーか新茶に変更するのもいいでしょう。この時期の症状改善に最善なことは食べ過ぎないことと、よく眠ることです。

・5月20日頃

小満《しょうまん》の候。シナモン、丁子、しょうが、ナツメグを入れたスパイスティーで体をゆるめて

昔から、物事が成長して天地に満ち溢れる頃、陽気が強くなり草木など生物が次第に成長して生い茂る頃、麦が穂をつける頃などといわれています。人間もこの時期は陽のお天道様からの恩恵を受け、疲れていても回復が早く、感情のコントロールができていればストレスを糧《かて》にすることができます。ただし、糧にしすぎてしまうとう

まく発散できず、強いストレスを感じてしまいます。

この時期は不思議と、円形脱毛症になって通院される方、また鏡を見すぎて自分の外見ストレスで美容整形の門をくぐる方が多くなるそうです。急に薄着になりますので経皮（皮膚）が外気温の変化に慣れていないことから、腕、足先に極度な冷えを感じる方も多いでしょう。元々自己免疫疾患がある方は関節、腕、指、肩、胸腺の痛みも出やすくなります。むくんで利尿作用が滞る方は、カリウムが欠乏しがちで、神経が高ぶりやすくなるので、しばらくカフェイン入りの飲み物を控えるようにしましょう。

寒さを感じる季節ではありませんが、意外にもこの時期に、シナモン、丁子、しょうが、ナツメグなどを入れたルイボスティーチャイなどを飲むと、身体全体が緩み調子が戻りやすくなります。ビタミンCの摂取を意識してオレンジジュース、いちご、大根、人参、カリフラワー、ブロッコリーを食べ、1日20分は外で日光を浴びるようにすると、平静を保てます。

6月5日頃

芒種《ぼうしゅ》の候は、むくみが出やすい。スイカやあずきを取り入れて。元気を取り戻すには、白味噌や麦味噌を

この時期は麦など芒種を持つ穀物の種をまく時期で、梅子黄《うめのみきばむ》＝梅の実が熟す頃、腐草為蛍《くされたるくさほたるとなる》＝暑さで蒸れた草に蛍の卵が羽化して飛びたつ、といった表現が昔からされてきました。

梅雨時期で汗もかきやすくなりますが、その後身体は体温調節を自動的にするために冷えます。水分も自動的に溜め込みやすくなります。この時期から夏は、身体の水分バランスがテーマになります。水はけの良い身体は栄養もたっぷり隅々まで行き渡り、急に暑くなっても、よく食べよく眠り、よく動けばまったく問題なく快適に過ごすことができます。

しかしながら、疲れやストレスをごまかしながら気力で動いてきた方は、ここにきてむくみが取れにくくなり、朝起きたとき、顔に枕の跡が残っていることもありま

す。だるさがぬけず、ついつい栄養ドリンクや鉄剤に手が伸びる時期でもあります。身体全体の血流を正常に戻し、酸素を有効的に身体に取り込み、だるさをぬいて気を巡らすことが大切になってきます。

過度に水分をとりすぎないようにし、スイカ、あずき、なすなどの食材による利尿作用を生かすと身体に負担がかかりません。しじみ、はまぐりは汁物で、スイカは食前に、あずきは煮て、なすはミソ田楽で、はと麦は麦茶などで、日頃から口にするようにし、調味料に麦味噌、白味噌を使うとてきめんに元気が回復します。夏の身体の体温調節のためにあえて階段を使うようにしたり、一駅よけいに歩いたりなど、日常で取り入れやすい運動を意識すると良いでしょう。

・6月21日頃

夏至

の候は眠りが浅くなりがち。
負担がかかる胃腸には、大根や山芋で手当てを

一年で一番日の出ている時間が長く、夜が短い時期です。この日が終わると夏が到来。東京都内では2017年の梅雨は空梅雨で終わり、その後戻り梅雨、台風と、湿

度や気温は高いものの気圧の変化や天気で不調を抱える方が続出しました。

夜が短く、ただでさえ眠りが浅くなってしまう時期、急な湿度、気温上昇でさらに気圧の変動をダイレクトに感じると津液が少なくなり、身体中のリンパ腺が免疫を抑制してしまい、女性は乳腺の痛み、張り、骨盤内の火照り熱による瘀血、鼠蹊部《そけいぶ》の痛みが出やすくなります。身体全体の潤い成分が枯渇するので粘膜が薄くなり、目、口内、胃に潰瘍ができやすくなります。消化不良になり栄養が行き渡らず、寝ても寝ても疲れがとれず、顔は土色になりやすいので要注意です。免疫力が下がっている状態で外出し、手洗い・うがいを怠ると、湿度で発生したウイルスに感染し、喉からの感染症にかかり高熱を出して気管支炎になり、咳が続く方も多いようです。

真夏にストレス過多になると消化不良になり、胃にダメージを与えますので、消化酵素のアミラーゼが多い大根、粘膜を保護して潤いを与える山芋、カルシウムが豊富なのり、身体の熱をとり皮膚を潤す働きのある白ごまをすったもの、ルッコラなどを、1年以上天然醸造したしょうゆでいただくことをおすすめします。私も元々胃が弱く暑さに弱い虚弱体質なので、夏は特に、夜の食べ過ぎに十分注意し、免疫力の維持、消化、代謝を最大限に意識しております。この時期に健やかな身体作りができるかどうかが秋を元気に過ごせるポイントになります。

・7月7日頃

小暑《しょうしょ》の候。レモンバームのハーブティーは夏の胃を守ります

梅雨が明けてだんだん暑くなる頃です。そろそろ蟬も鳴き始め、エアコンを入れて快適な室内で過ごす時間が増えるのが、昨今の小暑でしょうか。急激に紫外線の影響が強くなるので、室内とはいえ日焼け止めを塗ることがまず大切です。外と室内との温度差があるので冷房病ともいわれる偏頭痛、肩こり、腰痛が出たり、多量にかく汗の影響であせもなど皮膚にかゆみが出る方も多いです。

この時期は肌に触れる下着、着るものもなるべく通気性の良い天然素材の麻、コットン、シルクを選びたいもの。それが難しければ、洗濯をするときに天然素材の重曹を用いて予洗いし、海や川の環境を汚さない純石鹼系で、天然系の香りか無臭の洗剤

で洗うのはいかがでしょうか。洗剤、柔軟剤が皮膚トラブルの要因のひとつになっているというデータもあります。汗や紫外線で皮膚は敏感になっているので、肌に直接ふれるものは極力肌ざわりの良いものにし、ストレスを軽減させたいものです。

この時期の飲み物はレモンバームでハーブティーを作り、消化不良になりがちな胃を守りましょう。キャベツ、トマト、ブロッコリー、シラス干しで、ビタミンCとミネラルを補給し、身体の熱を出して水分を与え、抗酸化成分をたっぷりとって夏枯れしない身体を作りましょう。調味料は涼性の働きのあるゴマ油を使うと、大腸を潤し腸の乾燥を防ぎ肌にも潤いを与えます。

・7月22日頃 大暑《たいしょ》の候。暑さを乗り切る水分補給には、かつおのだし汁

真夏の暑さで熱帯夜が続く頃。大気も私たち人間の身体も熱を帯び、ともすれば噴火しそうな状態です。この時期の皮膚は、毎日入浴をしてpHバランスを整えないと

すぐに汗の影響で酸性に偏ってしまいます。酸性の肌で虫に刺されたり、怪我をしてしまうと傷の治りが悪く、跡になりやすいので要注意です。

この時期を元気に過ごせる方は、バイタリティがある体質です。メンタル的にも強い人が多く、暑気払いと言ってついつい食べ過ぎてしまいます。特に、そば、そうめん、プリン、刺身、アイス、スイカ、アルコールなど、寒性の強いもの、喉ごしの良いものを選んで食べてしまうので、徐々に身体の芯まで冷やしてしまいます。その状態でエアコンにあたり眠ってしまうと、腰痛、背中の痛みが出たり、心臓に負担がかかり心疾患の危険性も高くなるので気をつけましょう。

この時期の身体に寄り添う食材は、プラム、スナップえんどう、枝豆、デラウエア(ぶどう)、アーモンド、しじみです。マグネシウムや亜鉛が豊富なかつおの厚削りでじっくりとっただし汁を、調味料代わり、水分補給代わりにいただくこともポイントです。

・8月7日頃

立秋

の候。夏の疲れがたまるとき。
メロンや巨峰、つるむらさきで身体の熱を排出

暦の上では秋に入りますが、残暑が厳しく夏の疲れがたまる時期。夏休み、お盆時期とあって身内の人や旧友との集まりも多く、外出も増えます。それにより、人からの干渉やたわいない言葉に一喜一憂してしまうこともあるでしょう。決してぶれない強い心がこの時期のメンタルを保つポイントです。相手の短気や反論を気にして悶々とすると、激しい暑さで消耗している身体の胆嚢《たんのう》に負担がかかり胆汁が過多に分泌されて疲れとともに発熱、黄疸を発症しやすくなります。日頃、呼吸が浅い方は肺気腫にもなりやすい気圧配置です。無駄に感情のエネルギーを消費せず、どんな人に対しても心から思いやりや愛情を持つようにすると、精神的にさらに強くなり、台風時期に不意に現われる不安や孤独に苛《さいな》まれることなく柔軟に適応できるようになります。

お米（白米のご飯）は、食感や甘さ、香りが不安を調整します（玄米は、糖の香り

がきつく、口当たりがかたくて噛み続けないと消化できないのでだめ)。身体の熱を排出しリラックス作用もあるメロンや巨峰(黒ぶどう)も積極的にいただきましょう。つるむらさきはさっと茹で梅干と一緒に包丁で丁寧にたたき、削り節と納豆を加えてよく混ぜて食べると身体に負担なく過ごせます。おすすめ調味料はゲランドの塩です。

・8月23日頃

処暑《しょしょ》の候には、かぼちゃ、しいたけ、ヤギのチーズ。
腸や脾臓《ひぞう》に働きかけてくれる旬の食材をたっぷりと

お盆も終わり、少し熱風だったのも時折ひんやり乾いた風に変わる頃。二十四節気のたとえでも暑さが収まる頃といわれてきました。この時期は、山の日から始まるお盆の連休を終えて気力、体力がみなぎる方もいれば、立秋の候からのメランコリックな気持ちが続き、心配しすぎて自己批判してしまう方もいます。

これには水星と月、火星の配置も影響しているようです。私も毎年この時期になるとお腹《なか》(膵臓《すいぞう》、胆嚢《たんのう》、小腸)の調子が悪くなるのですが、体調を整えるために野菜ばかり食べているとスタミナ不足になりますから、動物性タンパク質も意識して取り入れるようにしています。月、太陽、水星、火星の恩恵を受け、土壌ではかぼちゃ、しいたけ、なし、アーモンド、ヤギのチーズ、海では太刀魚《たちうお》やかんぱち、といった、腸、脾臓、脳（中枢神経系）に有効的に働きかけてくれる食材が旬を迎えます。古代ローマ時代からフランス・プロバンスのカマルグ湿原地帯で収穫されてきたカマルグソルトのカリウムを調味料に使って、しいたけを月夜にじっくり一晩もどしてからかぼちゃの煮付けを作ったり、かんぱち、なし、薄くスライスした紫たまねぎをオリーブオイル、キャラウェイシード、塩、少しのしょうゆでマリネにしていただくのも良いです。この時期の雨が降る日には、動物性のタンパク質をマリネしてローストしても身体に優しく作用することでしょう。

・9月7日頃

白露《はくろ》

の候。朝はレモン、夜はラベンダーの香りを。
発酵いちじくも疲れを癒してくれる

草花に夜露がつきはじめ、朝、晩の気温差が出てくる頃です。百貨店でもショーウインドウのマネキンたちが急に秋冬物を着込みますね。視覚に入る色もワイン色、紫、ココア色、ダークグレー、ダークグリーン、黒などに変化します。

誰しもが夏の疲れを感じやすくなり、日頃、気力で動いている方もこの時期無理をするとストレスが直接内臓に響き、疾患を発症しかねません。みぞおちの下が硬くなったり、みぞおちの左脇腹に鈍痛が出る方も多いでしょう。入浴時に湯船で深い呼吸をしながら、その部位をもみほぐしマッサージしてあげると回復が早くなります。朝はレモンの切りたての香り、夜はラベンダーの香りの力を借りることも良いでしょう。

夏に収穫され、日干しされてこの時期に流通しはじめる新麦で作った全粒粉のパン、夏の新鮮な草や干し草の栄養をたっぷり含んだ生乳100%のヨーグルト、暑さが落ち着きメンタルも栄養も満ちた鶏卵が、美味しい時期でもあります。

ヨーグルトには、発酵いちじくをかけていただきます。作り方は、皮を剝いてみじん切りにしたいちじく1個に、非加熱のはちみつ（小さじ1）とオーガニックのメープルシロップ（小さじ1／2）を混ぜて15分程置き、じっくり酵素を引き出します。メープルシロップの香ばしく甘い香りが、疲れを癒してくれます。

・9月22日頃

秋分

の日の候は、リセットの時期。ぶどうジュースと味噌でデトックス

昼と夜の長さが同じになり、夏至の候から乱れがちだった睡眠バランスの立て直しに良い時期です。古くからリセットの時期、心願を立てると良い時期といわれ、あきらめていたことなどが成功するという法則があるので、忍耐し、少なくとも現状をキープすると良い結果になります。

秋の彼岸の中日でもあり、先祖を敬い、亡くなった人々のことを思う日として、国

民の休日に制定されたそうです。仏教では、悩みの海や煩悩との葛藤《かっとう》を乗り越えてたどり着く世界を彼岸といいます。「日頃、私たち人間が、五欲（物、食、金、性、権）の渦の中でせわしなく迷い、もがいている世界を彼岸または此岸という」とお彼岸のおはぎを食べる際に祖母から学びました。

この時期は家でリラックスしてお月見を楽しんだり、ゆったりした音楽を聴いたりして、規則正しい生活に戻すと良いでしょう。おはぎの材料であるあずきともち米、ぶどう（巨峰）、なし、里いも、こんにゃく、さんま、しらす、アロエ、ミント、松の実が身体においしく寄り添います。里いもは大豆と麦の合わせ味噌で汁物にしたり、こんにゃくと一緒に煮っころがしにするといいでしょう。朝昼晩にしぼりたてのぶどうジュースをカップ1程度（200cc）飲み、味噌をひと舐めして、秋から冬へのデトックスをするのも良いでしょう。

10月8日頃

寒露《かんろ》

の候。あずき茶、黒豆茶で、早めの冷え対策を。体を中性に保つことを意識してこの時期は全国的に秋雨前線に覆われます。朝晩の冷え込みが強くなり、霜の降りる一歩手前の時期とされてきました。身体の冷えが徐々に気になる頃でもありますので、トイレを我慢したり、寝不足が続き身体がむくむと腎臓《じんぞう》、肺に負担がかかります。セルフコントロールを第一に考え、あまり人混みにもまれず自己創造性を高める秋を楽しむと良いかもしれません。月がきれいな時期なので月光浴をして身体のストレッチをゆったり行なうと、心も身体もしなやかに変化します。

白湯を多めにとり、夏に干しておいたとうもろこしのヒゲのお茶を煮出したり、あずきを煎って煮出したあずき茶、黒豆茶などをいただくことをおすすめします。また、生豆から丁寧に煎った浅煎りのコーヒーで、香りを楽しみながら肝臓機能を補ってあげるのも良いでしょう。

旬を迎えたきのこ類、さつまいも、ぎんなん、鮭、いくら、牛肉、栗、玉ねぎ、ぶどう、なしが美味しい時期です。きのこ、牛肉、さつまいも、玉ねぎ、塩、酒を弱火でじっくり取ったブイヨンはこの時期の絶妙な調味料になります。炊き込みご飯、煮込み、炒め物に使って豊穣《ほうじょう》の秋を楽しみましょう。

食欲の秋と言われるように、眼に映るもの、口にするものが美味しい時期ですが、食べ過ぎに注意し、身体を中性（その季節に合ったベストコンディション）に保つことを意識しましょう。

10月23日頃　霜降《そうこう》の候は、ひとつのものが終わる季節。自然のなかでガス抜きを

山間《やまあい》では毎朝霜の降りるところもあるなど、本格的に晩秋を感じられる時期。昼間の時間も徐々に短くなり、北海道、東北では冬支度で庭囲いを始めます。稲刈りが終わり、ひとつのものが終わる時期と考えることもできます。身体をうまくリセットできるといいのですが、終えたことへのこだわりがあり、不安、恐怖を抱え、リセットがうまくできずにいると、倦怠感、不眠、寝不足から、男女を問わず生殖器系のホルモンバランスが崩れ前立腺肥大、生理不順などや、アトピー性皮膚炎、アレルギー性鼻炎が悪化するので注意が必要です。

信頼できる人に何でも話をして心のガス抜きをすると良いでしょう。紅葉を楽しんだり、きれいな湧き水のあるところに行き、自然のマイナスイオンをしっかり身体全体に浴びて、リフレッシュした感覚を脳に記憶させると良いでしょう。生産者の方などが行なっている収穫体験に出かけてみるのもおすすめです。

新酒のビール、プルーン、りんご、ゆず、柿、鯖《さば》、らっかせい、豚肉が美味しい時期です。旬のゆずでゆずこしょうを作り、豚肉のしゃぶしゃぶサラダをいただくのもいいでしょう。ただし、ビールの飲みすぎは厳禁。黒ビールや昔からの製造方法である発芽大麦のビール酵母のものを選び、350cc程度を、常温に近い温度でたしなみ、必ず入浴してからお休みください。

・11月7日頃　立冬の候。

しょうがの絞り汁をたっぷり使って、冷えを改善

朝晩の寒さを感じるようになり本格的な冬が始まり、体調を崩す方も多い時期で

立春 雨水 啓蟄 春分 清明 穀雨 立夏 小満 芒種 夏至 小暑 大暑 立秋 処暑 白露 秋分 寒露 霜降 立冬 小雪 大雪 冬至 小寒 大寒

す。中国では、この時期の寒さを「耳もちぎれる」とたとえ、しょうが、にんにくをたっぷり入れて餃子を食べ、耳がちぎれないように祈願する地方もあります。「立冬《りっとう》、補冬《ほふゆ》、補嘴空《くちばしそら》」ということわざもあります。旬の食材の力で身体を補い健やかに過ごして病気を防ごうという意味です。この時期から、身体を温める温性の食材を主体とし、身体の中から冬支度をすることが重要です。マインドフルネスを意識して、筋肉を緩め、柔らかい太陽の光に感謝して過ごすと良いでしょう。この時期の静かな日差しの恩恵を受け、マイペースを貫くと、秋蒔麦が芽吹く頃には体調も心も好転しはじめます。

旬になる食材は、しょうが、とうがらし、にんにく、牛肉、豚肉、えび、白菜、ほうれんそう、長ねぎ。おすすめの調味料はしょうがの絞り汁。日頃の料理の下ごしらえに必ず使うといいでしょう。温性の働きと辛味が、冷えてむくんだ身体、上半身は熱く下半身は冷えた火照り熱の身体、疲れが抜けず力が入らない気虚の身体に浸透していきます。生で使うと即座に身体を温め汗とともにこもり熱を排出しますし、加熱して使うと身体の芯からじんわり温め血行を良くし慢性的な冷えの改善につながりますので、鍋料理の隠し味に使うこともおすすめです。免疫力を上げて老化防止、抗ガン作用もあるマルチ調味料です。

・11月22日頃

小雪《しょうせつ》

の候。発熱に注意。何事ものめりこみすぎないように。タンポポティーやスギナ茶、番茶でほっとする時間を作りましょう

日差しが弱くなり、木々の落葉が始まり、北国では雪が降り始める頃。寒さから来る腰痛や、座骨神経痛、気圧配置の変化によるリンパ腺の腫れ、炎症を起こしやすい時期です。自己免疫疾患を患《わずら》っている方（リウマチ、膠原病《こうげんびょう》）にはつらい時期だと思います。また、股関節、大腿骨、それにそって形成されている筋肉が冷えで硬くなりがちで、準備運動をおろそかにして激しく体を動かしてしまうと、ねんざや骨折も起きやすくなります。日頃、体調を整えコツコツと活動してきた方は身体が動ける時期なので全力疾走になりがちです。

膵臓、脾臓、肝臓が疲弊して、毎年勤労感謝の日くらいに発熱される方も多いので

立春 雨水 啓蟄 春分 清明 穀雨 立夏 小満 芒種 夏至 小暑 大暑 立秋 処暑 白露 秋分 寒露 霜降 立冬 小雪 大雪 冬至 小寒 大寒

はないでしょうか？　それは土壌がまだ湿っていて感染症を発生しやすい湿度であることと関係があります。この時期はタンポポティーやスギナ茶、番茶を飲んでほっとする時間を多めに作り、何でものめりこまないように気をつけましょう。大根、春菊、長ねぎ、柿、ヒラメ、ハマチ、たらばがに、カブ、じゃがいもがおすすめです。調味料はこの時期の筋肉弛緩を改善し、骨の組成をよくしてくれるミネラルが豊富なシリカ（ケイ素）が多く入ったアオサのりを旨みに使うことをおすすめします。

12月7日頃

大雪《たいせつ》の候には、八角(アニス)入りの中華鶏鍋で気を補う

雪が激しく降り始める頃で関東でも水たまりに氷が張ったり、霜が降ったり、平野部でも雪が積もったりする、1年で最も日照時間が短い時期に入ります。野生動物が冬眠する時期でもあり、空気が澄み、冬特有の真っ青な空を見ることもできます。

知らず知らずのうちに同じものを食べ続け、メンタルが不安定になったり、年末の集まりも増えて暴飲暴食をしやすくなります。根菜類を多めにとり、食べ過ぎないよ

うにしましょう。また消化吸収機能が低下しやすく気の力が弱まりやすくなります。風邪、インフルエンザ、アレルギーを発症しやすいので、五色（赤、白、黄、緑、黒）の食材を選び、バランス良く食べることを特に意識してください。ココア、玄米茶、ゴボウ茶などを飲んで胃腸の冷えを作らないことも大切です。

旬の食材はれんこん、にら、大根、白菜、ごぼう、鶏肉、くり、枸杞《くこ》の実で、おすすめの調味料は八角《はっかく》（アニス）です。旬の食材に八角を1つ、2つ入れて、ブラック岩塩とお酒でじっくりコトコト煮て簡単中華鶏鍋を作ってはいかがでしょうか。インフルエンザ対策にもなりますし、年末にむけて気を補い元気を取り戻すことができます。

12月21日頃

冬至

の候の調味料は、発酵バターがおすすめ。鱈《たら》、玉ねぎ、パクチーのスープで乗り切る

一年で一番日が短く、なんとなく心寂しくなる冬至の候。年の瀬とあって仕事もクライマックスを迎え、大掃除、クリスマス、お正月の準備と何かと気ぜわしくなりま

す。いけないと思いつつ、動ける身体にムチを打って、食事を楽しむ時間を削り、一気にまとめてどかっと食べることが多いシーズンです。歯痛や歯肉炎、糖尿病をはじめ成人病の発生率もこの時期が高いといわれています。日頃、外で元気ハツラツに動き回り、仕事や趣味を楽しんでいる方もこの時期は、内勤に追われ、家事に追われストレスを溜めがちです。日の出ている時間に、ゆっくり散歩に出ることをおすすめします。

ケールや桑茶《くわちゃ》、レモンティーが、すっきりと身体に馴染《なじ》みます。食材は、冬キャベツ、玉ねぎ、みかん、ブリ、鱈、パセリ、パクチー、ほたて、里いも、全粒パン、調味料は発酵バターです。さといもと玉ねぎとパセリのマッシュサラダ、ほたてとパセリと玉ねぎの薄切りに発酵バターを溶かし、みかんの皮をすりおろしたものをかけた前菜、鱈と玉ねぎとパクチーのスープなど、簡単にできる料理で慌ただしい年の瀬を乗り越えましょう。

・1月5日頃

小寒《しょうかん》の候。一年の計がプレッシャーに感じたら、身体を温める餅や、発酵玄米を

年明けとともに寒さが厳しくなる頃、小寒から立春までを寒の内ともいい一年で一番寒さが厳しい時期です。年頭に掲げた一年の計を、糧にして楽しく取り組む人と、プレッシャーに感じはじめる人に分かれます。糧にする人は気の力が年末年始の間に整い、血液循環、血行も良いのでじゃがいもやキャベツ、白菜、しょうが、しじみなどがおすすめの食材になります。

プレッシャーに感じる方は、身体を温める餅、発芽玄米、赤ビーツ、玉ねぎ、アマランサス、煮干し、温性の働きがある干しエビを意識して食べるようにすると良いでしょう。調味料はビタミンCが豊富な菜種油を使うと、この時期放出しやすいミネラルのカルシウムを上手に体内に浸透させることができます。

・1月20日頃

大寒《だいかん》の候。牡蠣はストレスを跳ね返す食材

一年で一番寒い時期とされ、空気が冷たく乾燥していてインフルエンザを発症する人が多くなります。冬型の低気圧が猛威を振るい、家から一歩も出たくない気分になることも多くなります。思い切って節分明けの立春の日までペースダウンしてゆっくり室内で過ごし、3カ月後に自分の身体をどのように改善させたいかを考えたり、新たな計画を立ててその基盤固めをしたりするのがよいと思います。

この時期は、人間の生体機能に天王星の動きが強く影響を及ぼします。天王星は爆発、事故、緊張、機能異常の惑星と呼ばれ、緊張性頭痛、動脈瘤破裂、手術の際の大出血、生理痛が重くなりますし、身近なところでは静電気を受けやすくなったり出しやすくなったりします。

この時期にストレスをダイレクトに受けてしまうと自律神経失調症にもなりかねません。強い寒さから血行不良になり足がむくみやすくもなります。かかとをよく揉み

ほぐして血流を促しましょう。すねが乾燥してかゆみが出やすいので、ゆったり入浴し、入浴後にはしっかり保湿するようにしましょう。肌に優しい肌着を着て、環境に優しい洗剤で手洗いすると経皮からリラックスできるでしょう。

おすすめの食材はしいたけ、乳製品（チーズ、ヨーグルト）、小松菜、大根、牡蠣、わかさぎ、羊肉、りんご、セリ、ざくろ、デーツ、レーズンです。特に牡蠣は、亜鉛、マグネシウム、銅などのミネラルも豊富で、慢性的な疲労、不眠、鉄分補給にも役立ちます。牡蠣の殻を砕いて炒ったものはボレイといい、漢方薬で使われるほど。お茶にして煎じていただくと、免疫力がアップし、高血圧の予防、改善、精神安定に効果があります。

おわりに

最後までお読みいただきまして、まことにありがとうございました。

文庫版も入れると、本書が4冊目の出版となります。4冊のカバー写真を並べてご覧いただくとお気づきになると思いますが、本書のカバー撮影をした2017年12月に、私はようやくガン発症前の体重に戻すことができました。闘病時の36kgから、この数年間は41kgでの推移でしたが、本来の45kgまで戻ったのです。

心と身体と食は、三位一体。本書でご紹介したレシピなどを日々取り入れながら、正直に好きなことだけを優先し、こだわりを持たずに素直な気持ちで過ごすことを心掛けています。だから、本来の体重にも戻ったのだと思います。

この本に記しました私の個人的な経験とレシピが、僅かでもあなたのお役に立てれば、うれしく思います。

▼私の主宰するパーソナル薬膳料理教室「鎌倉 rethree&co」の詳細は、左記ＨＰからご覧ください。ご自宅で受けられるオンラインクラスと、リアル教室を随時開催しております。

http://www.genki-recipe.com/class/index.html

２０１７年冬至の日に

高遠智子

私がよく利用している通販サイトや本書でご紹介した会社さん情報です。

（2018年1月現在の情報）

注文者の好みにあわせた露地物のオーガニック野菜を届けてくれます

株式会社141&company「ココノミ」

https://coconomi.shop/

●

お豆をもっと食べて身体を健やかに食べて欲しいという思いで、
オーガニック認証の素材を求めやすい値段で日々提供されています

株式会社 だいずデイズ

http://daizu-days.com

電話 0800-100-8682

●

本書では、森林浴のところでご紹介しました。
厳選された素材が美味しくて体にいいようにスキンケアの素材も大切。
スキンケアの製品作りに畑の土作りから取り組んでいます

株式会社 ネオナチュラル

名古屋市昭和区元宮町4-46 電話 0120-885-602

https://www.neo-natural.com

●

ラズベリー、ブルーベリー、冷凍のシーベリーをよく取り寄せています

ときいろファーム

http://www.mytokachi.jp/tokiiroberry/

●

ヘナの粉を取り寄せています

株式会社レイ企画

http://www.ray-plan.com/

●

札幌・宮の森のスーパーマーケット。厳選素材が揃っています

フーズバラエティすぎはら

http://www.f-sugihara.com

余命《よめい》3カ月《げつ》のガンを克服《こくふく》した私《わたし》が毎日《まいにち》食《た》べているもの
再発《さいはつ》させないためのレシピ50

平成30年2月10日　初版第1刷発行

著　者　髙《たか》遠《とう》智《とも》子《こ》
発行者　辻　浩　明
発行所　祥《しょう》伝《でん》社《しゃ》

〒101-8701
東京都千代田区神田神保町3-3
☎03(3265)2081(販売部)
☎03(3265)1084(編集部)
☎03(3265)3622(業務部)

印　刷　萩原印刷
製　本　積信堂

ISBN978-4-396-61639-7　C0095　Printed in Japan
祥伝社のホームページ・http://www.shodensha.co.jp/